颈肩腰腿的中医治疗与护理

杨 明 董永海 高 莹 主编

汕头大学出版社

图书在版编目（CIP）数据

颈肩腰腿的中医治疗与护理 / 杨明，董永海，高莹主编. -- 汕头：汕头大学出版社，2022.7
ISBN 978-7-5658-4731-8

Ⅰ. ①颈… Ⅱ. ①杨… ②董… ③高… Ⅲ. ①颈肩痛－中医治疗法②腰腿痛－中医治疗法③颈肩痛－中医学－护理学④腰腿痛－中医学－护理学 Ⅳ. ① R274.915 ② R248.2

中国版本图书馆 CIP 数据核字（2022）第 134579 号

颈肩腰腿的中医治疗与护理
JINGJIAN YAOTUI DE ZHONGYI ZHILIAO YU HULI

主　　编：	杨　明　董永海　高　莹
责任编辑：	闵国妹
责任技编：	黄东生
封面设计：	中图时代
出版发行：	汕头大学出版社
	广东省汕头市大学路 243 号汕头大学校园内　邮政编码：515063
电　　话：	0754-82904613
印　　刷：	廊坊市海涛印刷有限公司
开　　本：	710mm×1000mm　1/16
印　　张：	7
字　　数：	120 千字
版　　次：	2022 年 7 月第 1 版
印　　次：	2023 年 4 月第 1 次印刷
定　　价：	158.00 元

ISBN 978-7-5658-4731-8

版权所有，翻版必究
如发现印装质量问题，请与承印厂联系退换

前　言

腰腿痛不仅是临床上常见的多发病，也是影响人们生活和工作的疾病之一。由于引起腰腿痛的病因涉及解剖、生理、生物力学等多个方面，也涉及肌肉骨骼系统和腹腔、盆腔内脏器官。因此，这一常见病、多发病的诊断与治疗也相对复杂。

腰腿痛的诊断，首先是要熟悉和了解腰椎及其相关解剖结构和生物力学知识，在此基础上，借助各种检查手段，把握各类腰腿痛的症状、体征特点，才能更准确地诊断腰腿痛。同时，也由于上述特点，腰腿痛必须采用各种手段综合治疗。其中，最主要的治疗措施为康复治疗。

腰腿痛的致病因素很大程度上与生活习惯、人体工效学及伴随增龄的退行性改变有关，因此腰腿痛的治疗需要加强患者的自我治疗和自我预防。这也是腰腿痛治疗的特点之一。中医药治疗颈肩腰腿痛已有2000多年的历史，特别是近年来，广大医务工作者不断探索与实践，积累了丰富的临床经验。在治疗上，除传统的药物内治、外治、推拿和针灸等方法外，尚有与西医学及现代科学相结合而创造出来的中药药物离子导入、小针刀疗法、硬膜外中药治疗等新疗法出现，这不仅使颈肩腰腿痛的临床疗效显著提高，而且大大丰富了中医治疗学的内涵。系统总结这些经验，使之更好地为临床服务，显然是一件非常有意义的工作。

为此，作者参考相关文献，以指导临床诊治为宗旨，博采众说，结合自身临床体会，撰成此书，以供从事骨伤、康复临床、运动医学、教学和科研的同道以及医学专业的学生参考、借鉴。

　　由于作者水平所限，书中难免存在缺点和不足，恳请同行专家及广大读者予以批评指正，以便再版修改补充。

作　者
2022 年 2 月

目 录

第一章 颈肩腰腿痛的中医基础理论 ························ 1
 第一节 疼痛的病因病机 ································· 1
 第二节 颈肩腰腿痛的病因 ······························ 3

第二章 颈肩腰腿痛的诊断 ································ 9
 第一节 病史采集 ······································ 9
 第二节 临床检查 ····································· 11
 第三节 关节穿刺术及关节液检查 ······················· 34
 第四节 关节镜检查 ··································· 38

第三章 中医药治疗颈肩腰腿痛 ·························· 42
 第一节 药物内治法 ··································· 42
 第二节 药物外治法 ··································· 66
 第三节 推拿治疗 ····································· 85
 第四节 练功疗法 ····································· 89
 第五节 物理疗法 ····································· 99

参考文献 ·· 105

第一章　颈肩腰腿痛的中医基础理论

第一节　疼痛的病因病机

中医学认为致痛病因颇多，如外感六淫、内伤七情、瘀血、痰饮、食积虫扰、外伤皆可致痛，可见致痛之病机不尽一致。可将其归纳为"不通则痛""不荣则痛"两大类。

一、不通则痛

"不通则痛"是指某种或某些致病因素侵袭人体，使其经络、脏腑之气机闭阻，血脉瘀滞不通而引起的痛证。

"不通则痛"作为实痛的基本病理，早在《黄帝内经》就有这方面的论说。《素问·举痛论》首提"不通则痛"。论云："寒气入经而稽迟，泣而不行，客于脉外则血少，客于脉中则气不通，故卒然而痛。""热气留于小肠，肠中痛，瘅热焦渴，则坚不得出，故痛而闭不通矣。"即实邪与气血相搏，脏腑经络失调，气血运行不畅，"不通则痛"。

人身经脉流行，气机环转，上下内外，无有已时，外护卫表，内贯于脏，发挥其循行捍卫的作用。血则随气运行，出入升降，循环无端，外而周身四肢，内而五脏六腑，发挥其营运濡养的作用。因而气之与血，"气行则血行"，如影之随形是不可分离的，气所到之处即血到之处，共同维护正常的生理功能。当各种致病因素作用于人体，使经脉流行失常，气血运行失调，宣滞不通，故而产生疼痛。

二、不荣则痛

"不荣则痛"是指某些因邪气侵袭，或脏腑功能低下，致使气血阴阳不足或亏损，脏腑、经脉失于温养、濡润所致之疼痛而言。

"不荣则痛"是虚痛的基本病理。《素问·举痛论》云："阴气竭，阳气未入，故卒然而痛。"指出脏腑功能低下，或邪气侵袭，致使阴阳、气血等亏损，人体脏腑、脉络失于温养、濡润，引起疼痛。《质疑录·论肝血补法》把虚痛的病理归为"不荣"所致，谓："肝血不足则为筋挛，为角弓，为抽搐……为头痛，为胁肋痛，为少腹痛，为疝痛诸证，凡此皆肝血不荣也。"

"不荣则痛"实际上就是因虚致痛。虚者，不外乎气血阴阳之虚。气虚致痛者，多因大病之后或操劳过度，损伤元气而为。由于元气不足，气不足以运行精气输运营养，故脏腑功能衰退；除具有短气懒言、神疲乏力、面色无华等气虚证外，尚有虚痛见症。如气虚运行无力，血脉不能充盈于上则头痛头晕，气虚中焦运化无权、化源不充，脏腑、筋脉失养而致肢体疼痛而懈怠；气虚下陷，则致诸脏失其升举之力，而见腹部坠痛。如《金匮翼》："气虚头痛者，清阳气虚，不能上升也""病久气虚血损，及素作劳，羸弱之人，患心痛者，皆虚痛由"，可为佐证。血虚的病变，常由失血过多或脾胃虚弱，生化不足以及七情过度、暗耗阴血等引起。血虚不能营养和滋润全身组织器官、四肢百骸，则引起相应部位的疼痛。阴虚致病者，系由热病伤阴或过用温燥伤阴之品，或劳欲过度损耗阴精，脏腑、经脉失养，而为多种疼痛。如肝阴虚则不能濡润筋脉，而致拘挛、胁肋疼痛；肾阴虚者，骨髓不充，而致腰膝酸软疼痛、足跟痛、牙病、头痛等。亦如《金匮翼》所说："肾虚腰痛者，精气不足……精气不足，则经脉虚而痛"，"肝虚者，肝阴虚也……阴虚血燥，则经脉失养而痛"。阳虚致痛者，多因素体阳虚、年老衰弱，或久病不愈、劳损过度、阳气不足，脏腑、经脉失于温煦而然。如心阳虚者，阳气衰微，无力温运血脉，产生胸痹疼痛。脾阳虚者，中焦虚寒，无以温养，而致脘腹隐隐作痛。肾阳不足，不能温暖腰膝，则腰膝酸软而冷痛。

第二节 颈肩腰腿痛的病因

《金匮要略·脏腑经络先后脉证第一》中提出："千般疢难，不越三条"，即"一者，经络受邪，入脏腑，为内所因也；二者，四肢九窍，血脉相传，壅塞不通，为外皮肤所中也；三者，房室、金刃、虫兽所伤"。虽然历代医家对疼痛病因的分类有所不同，但归纳起来亦不外外因和内因两大类。

一、外因

外因是指从外界作用于人体引起颈肩腰腿痛疾病的因素，主要是指外力伤害，但与外感六淫之邪也有密切关系。

（一）外力伤害

外力伤害是指外界暴力所致的损伤，如跌仆、坠落、撞击、闪挫、扭捩或压轧等。根据外力的性质不同，一般可分为直接暴力、间接暴力和持续劳损3种。直接暴力是指直接作用于人体而引起筋损伤的暴力，如棍棒打击、撞压碾轧等，多引起筋的挫伤。间接暴力是指远离作用部位，因传导而引起筋损伤的暴力，如因肌肉急骤、强烈而不协调地收缩和牵拉，而造成肌肉、肌腱、韧带的撕裂或断裂。持续劳损是由反复、长期地作用于人体某一部位的较小的外力作用所致,为引起慢性颈肩腰腿痛的病因之一。如长期弯腰工作而致的腰肌劳损、反复地伸腕用力而致的网球肘等疾病,就属于这一类筋伤。中医学对劳损筋伤有"久视伤血,久卧伤气,久坐伤肉,久立伤骨,久行伤筋"的描述,认为久行、久坐、久卧、久立,或长期以不正确姿势劳动、工作,或不良生活习惯而使人体某一部位长时间过度用力等积累外力可以造成伤筋。

(二) 六邪侵袭

外感六淫邪气与颈肩腰腿痛疾患关系密切,如损伤后受风寒湿邪侵袭,可使急性筋伤缠绵难愈或使慢性筋伤症状加剧。《诸病源候论·卒腰痛候》指出:"夫劳伤之人,肾气虚损。而肾主腰脚,其经贯肾络脊,风邪乘虚,卒人肾经,故猝然而患腰痛。"说明各种损伤可因风寒湿邪乘虚侵袭,经络阻塞,气机不得宣畅,引起肌肉挛缩或松弛无力,而致关节活动不利,肢体功能障碍。感受风寒湿邪还可致落枕等疾患,如《伤科补要》说:"感冒风寒,以患失颈,头不能转。"

六邪中与疼痛关系密切的主要是风、寒、湿三邪。《素问·风论篇》说:"风者,善行而数变。"是指风邪致病具有病位游移、行无定处的特性,如行痹(风痹)之四肢关节的游走性疼痛。湿邪致病临床有沉重感或重着不移的特征,如湿邪滞留经络、关节,阳气布达受阻,经络不利,可见病变部位疼痛、重着不移、屈伸不利、肌肤麻木不仁等症状,故有湿性重浊之说。寒为阴邪,易伤阳气。感受寒邪,最易损伤人体的阳气。阳气受损,则不仅不足以驱除阴寒之邪,而且阳气失其正常推动、固摄、温煦与气化的作用,既可出现全身性或局限性明显的寒象,又可造成脏腑经络气血津液的功能减退而出现种种病症。寒性凝滞，不通则痛。寒邪致病，易使气机阻滞，寒凝血瘀，气血阻滞不通，不通则痛。

风、寒、湿三者夹杂引起痹证。多由卫气不固，腠理空疏，或劳累之后，汗出当风、涉水冒寒、久卧湿地等，以致风寒湿邪乘虚侵入，经络痹阻所致，发为风寒湿痹。《素问·痹论》谓："风、寒、湿三气杂至，合而为痹也"，其风气胜者为行痹，寒气胜者为痛痹，湿气胜者为着痹。行痹即风痹，指风邪侵犯经络，引起游走不定的肌肉关节疼痛，故称行痹，治宜祛风通络。寒邪伤络，引起固定的关节疼痛，且较严重，得热痛减，遇冷加重，故又称痛痹，治宜温经散寒。湿邪入侵，引起关节疼痛重着，痛有定处，可出现关节肿胀，又称着痹。

风寒湿邪侵袭是颈肩腰腿痛疾病中比较常见的病因，故在辩证论治中应特别注意这一特点。

二、内因

内因是指受人体内部因素影响而致颈肩腰腿痛的因素。无论是急性损伤还是慢性劳损，都与外力作用因素有着密切关系，但是一般都有相应的各种内在因素和对应的发病规律。《素问·评热病论篇》指出："邪之所凑，其气必虚。"《灵枢·百病始生》说得更为透彻："风雨寒热，不得虚，邪不能独伤人……此必因虚邪之风，与其身形，两虚相得，乃客其形。"说明了外在因素和人体内在因素的密切关系。这不仅是对外感六淫和内伤七情病症的发病而言，对颈肩腰腿痛的发病也不例外。因此，在研究病因时不能忽视机体内在因素对疾病的影响，必须注意内因在发病学上的重要作用。颈肩腰腿痛常与年龄、体质、局部解剖结构等内在因素有十分密切的关系，与从事的职业有直接联系。

(一) 年龄

年龄不同，疼痛的好发部位和发生率也不一样。《灵枢·天年》说："人生十岁，五脏始定，血气已通，其气在下，故好走。二十岁，血气始盛，肌肉方长，故好趋。三十岁，五脏大定，肌肉坚固，血脉盛满，故好步……六十岁，心气始衰，苦忧悲，血气懈惰，故好卧。七十岁，脾气虚，皮肤枯。"由于年龄的差异，气血、脏腑的盛衰，动静各别，疼痛不一。例如，少儿气血未盛，筋骨发育不全，多易发生扭伤、错缝、桡骨头半脱位或先天性髋关节脱位等；青壮年活动能力强，筋肉的撕裂、断裂伤较为常见；老年人气虚血衰，少动而好静，则劳损和关节、筋膜、肌肉粘连或活动功能障碍的疾病较为多见，故有"年过半百，筋骨自痛"之说，如肩周炎、颈椎病、腰肌劳损等在老年人中的发病率较高。

(二) 体质

体质的强弱与疼痛的发生有密切关系。如《素问·经脉别论篇》在论述病因中指出："当是之时，勇者气行则已，怯者则着而为病也。"体质因素每与先天因素和后天摄养、锻炼有关。《灵枢·寿夭刚柔》曰："人之生也，有刚有柔，有弱有强。"说明先天禀赋不同，可以形成个体差异。先天禀赋不足或后天失养、气血虚弱、肝气虚损者，体质较弱，举动无力，稍过劳累，即感筋骨酸痛，易发劳损。先天充盛、又善摄养、经常参加体育锻炼者，气血充沛，体力健壮，则不易损伤，即使遇有损伤，一般恢复也较快。

(三) 解剖结构

局部解剖结构对疼痛的影响表现在两个方面。一是解剖结构的正常与否影响颈肩腰腿痛的发病，解剖结构正常，承受外力的能力就强，因而也就不易造成颈肩腰腿痛。反之，解剖结构异常，承受外力的能力相应减弱，也就容易诱发疼痛。例如，腰骶部如有先天性畸形，这种局部解剖结构的先天异常就容易造成腰部扭伤。二是局部解剖结构本身的强弱对颈肩腰腿痛发病的影响，人体解剖结构有强弱之分，有些部位的解剖结构较强，不易造成损伤，有些部位的解剖结构较弱，就容易损伤。例如，髋关节其骨质结构和周围的韧带等组织都较强大，若不是较强大的暴力就不易造成髋关节部位的疼痛疾患。而肩关节是全身活动范围最大的关节，其关节盂浅而窄，关节周围韧带也较薄弱，故损伤的机会也就比其他部位多。位于多动关节骨突或骨沟内的肌腱和腱鞘，也常容易发生肌腱炎或腱鞘炎。

（四）职业

职业虽然不属于人体本身的内在因素，但它对机体的影响及与疼痛的关系都比较密切。职业不同，所处的工作环境和工作性质不同，常见的筋伤疾病也不同。例如，网球运动员易患网球肘，手部各种软组织的损伤多发生在手部劳动频繁或缺乏必要防护设备的机械工人、编织工人，如扳机指、腕管综合征等，腰部慢性劳损多发生在建筑工人、煤矿工人等，长期伏案工作的人容易发生颈部肌肉劳损和颈椎病，运动员、舞蹈演员或杂技演员则易发生扭挫伤。因此，从某种意义上讲，职业也是筋伤的一种致病因素。

三、内因与外因的关系

颈肩腰腿痛的病因比较复杂，但归纳起来不外内因和外因两大类，其中外力伤害和慢性劳损为主要的致病因素。不同的外因可以引起不同的疼痛疾患，但由于内因的影响，在同一外因情况下，疼痛的种类、性质和程度都可有所不同。所以,颈肩腰腿痛疾病的发生,外因虽然是重要的,但亦不能忽视内在因素。必须正确处理外因和内因的辩证关系,通过分析疾病的症状、体征来推理病因,从而提供治疗的根据,亦即要做到"辩证求因""审因论治"。

第二章　颈肩腰腿痛的诊断

第一节　病史采集

颈肩腰腿痛所涉及的疾病部位和病种多种多样，对就诊病人应有详尽的病史和仔细而全面的体检，以免遗漏重要病情，造成治疗的错误。在病史采集时，要做到有目的，对颈肩腰腿痛痛病人来说，最主要的症状与体征是"痛"，所以询问病史要围绕"疼痛"这一中心，做到既全面又准确。

一、年龄

有些疾病与年龄相关。如颈背腰痛在中、老年人多属劳损及退行性病变，偶尔有脊柱转移瘤的存在；在青壮年，多为外伤或椎间盘突出；在儿童则多为脊柱结核或先天性畸形所引起。

二、性别

妇女腰骶部疼痛，应想到盆腔、女性生殖系疾患等妇科疾病。绝经后的妇女慢性颈背腰痛常与骨质疏松有关；男性多与扭伤、劳损及骨折脱位有关，但也可因前列腺炎、慢性前列腺增生症而引起反射性腰痛。

三、起病原因

发病原因、诱因和有否伴随症状及发病的速度等,对诊断有直接关系。如系外伤,要详细询问受伤时间、暴力大小、暴力作用方式、受伤时姿势、伤后当时情况及伤后处理和病情发展经过等。

四、发病情况

除各种明显的直接原因外,查明疼痛开始时间、程度、部位、性质,有无外伤及尽可能探明病因很重要。起病时间长多因劳损,急性损伤往往及时就诊。疼痛应记明疼痛的性质,是胀痛、剧痛、酸痛、灼痛,还是麻木、刺痛,以及有无放射痛或游走性疼痛;疼痛是间歇性还是持续性,是时轻时重、反复发作,还是进行性加重;天气变化、各种不同的活动等对疼痛有无影响;休息与劳累、白昼与黑夜,疼痛的程度有无明显的改变等。如骨关节炎、纤维组织炎的痛常是酸痛,且在休息后或晨起时加重,稍活动后缓解或减轻,劳累后次日或当晚疼痛加重。咳嗽引起放射性痛常是椎管内神经受压刺激所致。椎间盘突出症的疼痛则卧位轻、立位重,脊柱后伸重,前弯轻。脊柱结核及肿瘤则往往夜间疼痛加重。长期重体力劳动者常为劳损,在寒冷、潮湿环境中易患寒湿性肌纤维组织炎。在询问病史、症状出现后的变化情况,要弄清楚是逐渐加重还是逐渐减轻,疼痛范围有无扩大或缩小,痛点是否转移。

五、其他病史

因与颈肩腰腿痛相关联的情况甚多,因此要尽可能多地了解既往病史情况了解其经历、职业,特别是工作环境和姿势情况,这些对有些病有参考价值。如家族中有无畸形、结核、类风湿等疾病患者,本人有无椎管造影术史、椎管手术史、肿瘤切除术及外伤史等。另外，还应仔细了解，患者病后的检查和治疗情况。病后检查情况，包括化验、影像、肌电图等，及其结果如何。治疗情况包括治疗的时间、地点、主要方法以及疗效等。

第二节 临床检查

颈肩腰腿痛临床检查分为全身检查和局部检查。

一、全身检查

对颈背腰痛的病人，绝不能忽视全身检查。因痛症既可来自脊柱病变、关节病变，又可来自胸、腹腔或盆腔脏器病变。即使是脊柱、关节病变，也可能是全身疾病的局部表现，如代谢性疾病、骨质疏松症等。再如脊柱肿瘤，大多数为转移性肿瘤，其原发病灶多数来自肝、肺、消化道、前列腺等。在女性还可能来自盆腔、生殖器官等病变。如不重视，则可能发生漏诊或误诊。

二、局部检查

颈肩腰腿痛局部检查对疾病的诊断与鉴别诊断具有十分重要的临床意义，尤其对功能情况的判定具有决定性意义。颈肩腰腿痛的局部检查方法包括视诊、触诊、叩诊、运动检查、特殊检查、神经系统检查等，检查时要有次序，以免遗漏。

（一）颈肩部检查

1. 视诊

检查时患者取坐位，对颈部严重损伤的患者，可取卧位。检查时患者须使颈肩部肌肉松弛,脱去上衣,显露出颈部和两侧上肢。检查者在前、后方观察病人头、颈及双肩部有无异常姿势及动作,头颈部有无向侧方歪斜、胸锁乳突肌有无挛缩、两侧肩部是否等高,以判断是否存在先天性斜颈(图2-1)。强直性脊柱炎侵及颈部脊柱时,颈部常前伸,转头不便;落枕者歪头呈强直状。还应注意软组织是否对称。颈肩部肌肉容积改变对诊断有一定意义。

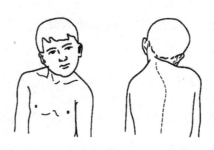

图2-1 先天性斜颈

2. 触诊

颈部触诊时,医生左手托扶病人前额,右手拇指逐一压颈椎棘突,询问患者有无压痛,两侧肌肉有无压痛、痉挛、按压肩部肩胛内线及附近肌肉,有无痉挛、压痛;当患椎向一侧旋转移位时,该侧后颈部肌肉有无痉挛,压之有无酸痛感;附于颈椎骨突肩关节及肩胛骨的肌肉、韧带及腱膜受损时可扪及剥离的腱膜组织或局部组织粗糙变硬压痛等。颈肩痛病人常在枕外隆凸两侧枕大神经穿出颈筋膜处,斜方肌、肩胛提肌、菱形肌处压痛明显。

3. 叩诊

在颈椎棘突旁用叩诊锤叩击时,如有上肢放射痛常为颈椎病或颈椎间盘突出症。用拳头沿颈椎纵轴轻轻叩击头颈部,颈椎病者可诱发疼痛(颈椎结核或骨折、脱位时忌做该项检查)。

4. 运动检查

正常颈椎活动范围为屈伸 35°、侧屈 45°、旋转 80°，点头在环枕关节，旋转在寰枢关节，屈伸在颈椎下段（颈 5-7），侧屈在颈椎中段。肩关节正常活动范围是外展 90°、内收 30°、上举 180°，后伸 45%外旋 45°、内旋 45°。根据颈肩部活动的运动度以及运动方向是否引起疼痛，可初步了解发病部位。

5. 特殊检查

（1）分离试验：做颈椎分离试验时，医者一手托住患者颏下，另一手托住枕部，然后逐渐向上牵引头部，如患者感到颈部和上肢的疼痛减轻，即为阳性。分离试验可以拉开狭窄的椎间孔，减少颈椎小关节周围关节囊的压力，还可以缓解肌肉痉挛，减少神经根的挤压和刺激，因此能减轻疼痛。

（2）压颈试验（椎间孔挤压试验）：患者正位，医者双手重叠压患者头顶，并控制颈椎在不同角度下进行按压，如引起颈项疼痛和放射痛者为阳性，说明颈神经根受压。正坐时，用拳隔手掌叩击患者头部，如引起颈痛并有上肢窜痛和麻木感，或引起患侧腰腿痛，均属阳性，提示颈或腰神经根受压。

（3）臂丛神经牵拉试验：患者颈部前屈，医者一手抵住患者头部，一手握患肢腕部，反方向牵拉，患肢有疼痛或麻木感为阳性，提示臂丛神经受压（图 2-2）。

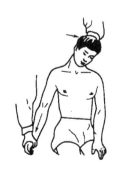

图 2-2　臂丛神经牵拉试验

(4) 屏气收腹试验：检查时让患者屏住呼吸，收缩腹部肌肉以增加腹压，此时患者颈部出现疼痛，即为阳性。本试验的机理是增加椎管内的压力，若颈椎管内有占位性病变，由于压力增加，颈神经根受刺激加重，颈部即产生疼痛。

(5) 吞咽试验：检查时患者取坐位，嘱患者做吞咽动作，如果出现吞咽困难或疼痛，即为阳性。常见于颈椎前血肿、咽后壁脓肿、颈椎骨折移位、颈椎脱位、颈椎肿瘤等。

(6) 吸气转头试验：又称艾得松（Adson）试验。检查时患者取坐位。医者用手指摸到患者的桡动脉，同时将其上肢外展、后伸并外旋。然后嘱患者深吸气并把头部下颏转向被检查的一侧，医者感到患者的桡动脉搏动明显减弱或消失，即为阳性。本试验用来检查锁骨下动脉的情况。颈肋或前、中斜角肌紧张可压迫锁骨下动脉，该动脉在前、中斜角肌之间穿过进入上肢。本试验的特殊姿势，增强了前、中斜角肌的紧张度，增加了对锁骨下动脉的压迫。当本试验出现阳性体征时，提示有颈肋或前、中斜角肌挛缩等病变。

(7) 搭肩试验：又称杜加（Dugas）试验，主要检查肩关节有无脱位。检查时先嘱患者屈肘，将手搭于对侧肩上。如果手能搭到对侧肩部且肘部能贴近胸壁为正常。若手能搭到对侧肩部，但肘部不能靠近胸壁，或肘部能靠近胸壁，手不能搭到对侧肩部均属阳性征（图2-3）。

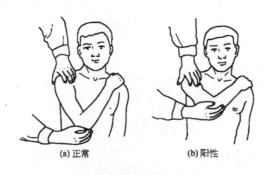

图2-3 搭肩试验

(8) 落臂试验：用以诊断肌腱袖有无破裂。检查时患者取立位，将患肢被动外展90°，然后令其缓慢地放下，如果不能慢慢放下，出现突然直落到体侧，为本试验阳性，说明肩部肌腱袖有破裂。

(9) 肱二头肌抗阻力试验：又称叶加森（Yergason）试验，主要用于诊断肱二头肌长头腱滑脱或肱二头肌长头肌腱炎。检查时嘱患者屈肘90°，医者一手扶住患者肘部，一手扶住腕部，嘱患者用力屈肘、外展、外旋，医者给予阻力，如出现肱二头肌腱滑出，或结节间沟处产生疼痛为阳性征，前者为肱二头肌长头腱滑脱，后者为肱二头肌长头肌腱炎。

(10) 肩周径测量：又称卡拉威（Callaway）试验。医者用软尺从患者肩峰绕过腋窝测其周径。肩关节脱位时，由于肱骨头脱出，其周径增大。检查时应以患侧与健侧对比。

(11) 肩关节外展上举试验（疼痛弧试验）：嘱患者肩外展或被动外展其上肢。外展0°~60°不痛，当外展到60°~120°范围时，冈上肌腱在肩峰下摩擦，肩部出现疼痛，继续上举120°~180°反而不痛者即为阳性，这一特定区域的外展痛称疼痛弧（图2-4），提示冈上肌腱炎。

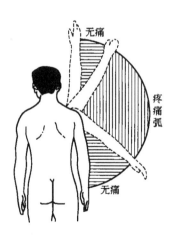

图2-4　疼痛弧试验

（12）直尺试验：正常人的肩峰位于肱骨外上髁与肋骨大结节连线之内侧，医者用直尺贴于患者上臂外肌，一端接触肱骨外上髁，另一端能与肩峰接触则为阳性征。说明有肩关节脱位或有肩胛骨颈部明显移位骨折。

（13）冈上肌腱断裂试验：嘱患者肩外展，当外展 30°~60°时可以看到患侧三角肌明显收缩，但不能外展上举上肢，越用力越耸肩。若被动外展患肢超过 60°，则患者又能主动上举上肢，这一特定区的外展障碍为阳性征，说明存在冈上肌腱的断裂或撕裂。

（二）腰背部

1. 视诊

首先要注意脊柱的生理曲线是否改变，脊柱有无畸形，一般取站位和坐位，观察姿势有无异常。后凸畸形为圆弧状姿势强直，多为强直性脊柱炎，老年骨质疏松；脊柱变平或后突常见于腰椎结核、椎间盘突出症；脊柱侧突畸形（向一侧倾斜），多见于腰椎间盘突出症及某些急性腰痛患者。望诊还应注意皮肤颜色，汗毛及软组织肿胀情况，如腰骶部汗毛过长，皮色浓，多有先天性骶椎裂。卧位时对坐骨神经出口狭窄症者，常喜侧卧位，以降低出口局部的压力。对腰腿痛病人步态常能提示病人的病变部位及性质。同时可提示应做哪些进一步检查。常见异常步态如拘谨步态，病人腰部板直，或向一侧后凸，迈步缓慢、谨慎，或两手扶腰，表情痛苦，常见于急性腰扭伤、椎间盘突出症或肌筋膜急性炎症；傲慢步态时患者行走步履缓慢，挺胸凸腹，而上肢摆动度小，常见于强直性脊柱炎或脊柱结核；蹒跚步态时患者行走时两腿僵硬，步态不稳，似醉汉状，见于脊髓病变，如脊髓肿瘤、脊柱结核、椎管狭窄等有神经障碍者。

2. 触诊

腰背部触诊时先用右手拇指自上而下触及棘突以判定其有无偏移、后突及确定其顺序数。再触摸双侧腰肌状态，主要注意腰肌有无痉挛、触痛（或压痛）及敏感区，从而有助于对疾患的性质、程度及位置进行推断。寻找压痛点对腰痛诊断与鉴别诊断有重要意义。临床常见压痛点如下（图2-5）。

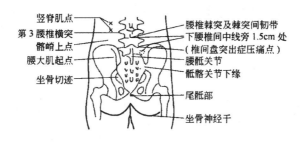

图2-5　腰背部常见压痛点

（1）棘间隙压痛点：在上下两棘突之间凹陷处，见于棘间韧带损伤。

（2）棘突压痛点：见于棘上韧带损伤。

（3）棘突旁压痛点：棘突旁1~1.5 cm处，此系脊神经根背侧支受累之故，见于椎管内疾患。

（4）第3腰椎横突压痛：第3腰椎横突肥大以致侧方绕行之神经根（或后支）受压所致。

（5）坐骨神经出口压痛点：相当于环跳穴，坐骨神经盆腔出口处粘连、狭窄等病变时压痛可为阳性。

（6）腰肌压痛点：以下位髂嵴肌附着点处多见，或见于棘突两侧。

（7）梨状肌压痛点：因梨状肌纤维组织炎或外伤而致。

（8）臀上神经出口压痛点：位于坐骨神经出口上2~3 cm处，并向骶部放射，多见于局部纤维组织炎。检查时还应沿坐骨神经干；腘（胫神经）

点、腓（总神经）点有无压痛及放射痛。

3. 叩诊

先沿棘突，再对棘突及两侧骶髂关节处依序进行叩击，以判定较为深部的伤患。

4. 运动检查

正常腰部活动度为前屈 90°、背伸 20°、侧屈 30°、旋转 30°。腰部前屈运动受限常见于脊椎骨折或脱位、棘上韧带或棘间韧带撕裂、腰椎间盘突出症、腰椎结核等。腰部背伸运动受限常见于腰椎滑脱、腰椎结核等。腰部侧屈运动受限常见于腰椎横突骨折、腰背部软组织损伤等。腰部旋转运动受限常由腰部软组织损伤、腰椎横突骨折等伤病引起。强直性脊柱炎患者腰部活动常显著受限。

5. 特殊检查

（1）拾物试验：本试验主要用于检查脊柱前屈功能有无障碍。让患者拾起地面上的物体，注意观察其拾物的姿势。如直立弯腰拾物为正常。当脊柱有病变，腰不能前屈时，患者屈髋、屈膝，腰部板直，一手扶住膝部下蹲，用另一手拾物，此为拾物试验阳性（图 2-6）。常见于腰肌劳损、腰椎间盘突出等症。

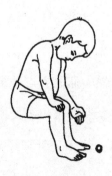

图 2-6　拾物试验

(2) 屈颈试验：仰卧位，双膝伸直，检查者用手托于患者后枕部使其逐渐抬起，颈椎前屈如患者诉腰骶部疼痛即为阳性。主见于腰椎椎管内有致压物使脊神经根或马尾神经受压，当屈颈时通过牵拉硬膜囊而加剧症状，以腰椎间盘突出症及椎管内肿瘤多见（图2-7）。

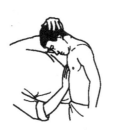

图 2-7　屈颈试验

(3) 颈静脉加压试验：患者取仰卧或站立位，检查者双手压于颈静脉处，使其血流受阻，并引起脑脊液压力高以致刺激蛛网膜下腔内的脊神经根而诱发腰背部或下肢放射痛。其诊断意义与屈颈试验类似。

(4) 仰卧挺腹试验：患者仰卧，将腹部挺起，腰部及骨盆离开床面，立即感到腰痛及患肢放射痛为阳性。如不引起疼痛则深吸气，屏气直至脸面潮红，患肢疼痛为阳性，或在挺腹时用力咳嗽引起患肢放射痛为阳性。提示腰部神经根受压。

(5) 直腿抬高试验和直腿抬高加强试验：患者仰卧位，两侧下肢伸直靠拢。嘱患者先将一侧下肢伸直抬高到最大限度，然后放回检查床面，再将另一侧下肢伸直抬高到最大限度，两侧作对比，正常时，腿和检查床面之间的角度约80°。当任一侧腿抬高过程中出现下肢放射性疼痛，此为直腿抬高试验阳性。直腿抬高加强试验是在下肢伸直抬高到最大限度，然后将下肢降低5°~10°至疼痛消失，并突然将足背屈，坐骨神经痛再度出现者为阳性（图2-8）。

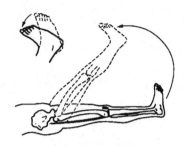

图 2-8　直腿抬高加强试验

本试验的机理是通过直腿抬高，使坐骨神经受到牵拉，若有腰椎间盘突出症、梨状肌综合征、椎管内肿瘤等病变，坐骨神经有压迫或粘连，通过坐骨神经受牵拉，即引起腰部和腿部疼痛。直腿抬高加强试验对腰椎间盘突出症诊断更有意义。

（6）下肢内旋试验：患者站立位，双足分开 40 cm，令患者将双足及下肢向内旋转，坐骨神经盆腔出口处疼痛及放射痛为阳性，见于坐骨神经出口狭窄症。

（7）下肢外旋试验：与前者相似，嘱患者双足及下肢向外旋转，见于梨状肌痉挛等病变而致坐骨神经受压者。

（8）俯卧背伸试验：本试验用于检查婴幼儿脊柱病变。检查时被检查者俯卧于床上，两下肢并拢，医者提起其双足，出现腰部过伸，脊柱有弧形后伸状态为正常。若提起双足时，脊柱呈强直状态，大腿、骨盆和腹壁同时离开检查床面，为俯卧背伸试验阳性（图 2-9）。

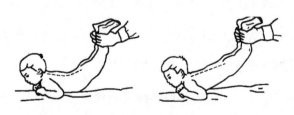

图 2-9 俯卧背伸试验

(三) 骶髂关节、骨盆检查

腰腿痛的另一常见原因为骶髂关节病变。两侧骶髂关节及腰骶关节3个腰痛好发部位构成三角形，称骨科三角。骶髂关节病变所造成的腰痛不仅局限在骨科三角内。因该关节的神经供应来自腰4、5及骶1，同时来自腰骶干，此种广泛神经供应说明骶髂关节疾患时的反射痛可以分布甚广，即臀部上下侧、股部的后外侧及腹股沟部。

1. 望诊

检查时一般采取立位，先观察前面，两侧髂前上棘是否在同一水平线上，有无骨盆倾斜、腰椎侧弯、骨盆骨折移位、髋关节疼痛，以及双下肢不等长均可造成骨盆倾斜。此外，骨盆环骨折还可出现严重血肿和瘀斑。从后面观察，注意两髂后上棘是否在同一高度，如果向上移位或向后突出，则多是骶髂关节错位。

关节病变患者常喜用健腿站立，患侧屈曲能够使关节松弛。当腰椎立位向各方活动时，均涉及骶髂关节因疼痛而活动受限，坐位时常只用健侧臀部着凳。但坐位时骶髂关节相对固定，故上述腰部活动时疼痛反而减轻。卧位时常因疼痛翻身困难，需用手扶骨盆或他人帮助才能完成。

2. 触诊

临床多采取卧位检查，先要触到两侧髂前上棘，作为其他部位触摸时的骨性标志，尤其对肥胖者要认真摸清楚。在耻骨支部位如有压痛，多有骨折存在，耻骨联合部压痛，且间隙增宽，则为耻骨联合分离，若无外伤病史，耻骨联合压痛见于耻骨联合软骨炎，后耻骨联合结核；髂嵴外缘压痛，多为臀筋膜炎或臀上皮神经痛；如骶骨背面有广泛压痛，多为骶棘肌起始部筋膜损伤，骶髂关节部压痛，临床多见于骶髂关节炎、骶髂关节结核、骶髂关节松动症或早期类风湿关节炎；在臀大肌触到纤维索条，则是臀大肌纤维挛缩，或是臀筋膜炎；坐骨结节部压痛常是坐骨结节滑囊炎或坐骨结节结核，尾骶关节部压痛，则是骶尾部挫伤，骶骨下端骨折或尾骨骨折、脱位。上述各压痛点须结合临床病史分析判断。

3. 特殊检查

（1）床边试验：患者靠床边仰卧，患侧靠外，两手抱紧健膝，使髋膝关节尽量屈曲，患侧下肢置床下，检查者两手扶患者两膝使其向相反方向分离，若骶髂关节疼痛即为阳性（图2-10）。

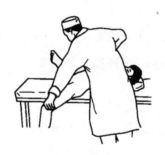

图2-10 床边试验

（2）仰卧屈髋屈膝试验：患者仰卧位，两下肢靠拢，嘱患者尽量屈髋、屈膝。医者双手按压患者双膝，使大腿尽量靠近腹壁，此时腰部呈被动屈曲状态。如腰骶部出现疼痛，本试验为阳性，表明腰骶韧带有损伤或腰骶关节有病变（图2-11）。

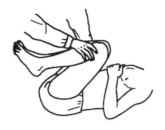

图 2-11 仰卧屈髋屈膝试验

(3)"4"字试验：患者仰卧，屈膝屈髋并外旋髋关节，将足跟部置于对侧伸直的大腿上，一手压对侧骨盆，一手将屈曲的膝部下压，骶髂关节疼痛者为阳性（图 2-12）。

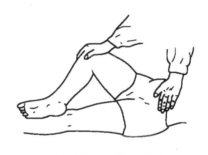

图 2-12 "4"字试验

(4) 骨盆挤压分离试验：患者仰卧，检查者将两手分别放患者两侧髂前上棘上，将骨盆向外分离或向内按压，患侧骶髂关节疼痛者为阳性。

(5) 斜扳试验：患侧仰卧位，一侧腿伸直，另一侧腿屈髋、屈膝各90°，检查者一手扶住该侧屈曲的膝部，另一手按住同侧肩部，医者用扶膝部的手推患者的腿内收并使该侧的髋关节内旋，如骶髂关节发生疼痛，试验即为阳性（图 2-13）。

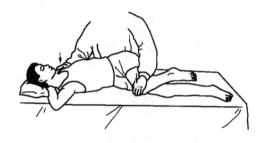

图 2-13　斜扳试验

(四) 髋部检查法

1. 望诊

髋关节损伤或疾病可引起行走姿态改变，望诊时要特别注意患者的步态。检查髋部时要注意有无皮肤擦伤、色泽变化、疱疹、窦道。注意髋部异常的肿胀、隆起、皮肤皱褶的增多或减少。

使患者站立，观察其两侧髂前上棘是否在同一水平上。若两侧髂前上棘不等高，可能为两下肢不等长而继发骨盆倾斜。

从侧面观察，正常的腰椎部分，稍向前凸。如果前凸消失，可能是椎旁肌肉痉挛。如果前凸明显加大，可能是腹壁肌肉无力、髋部屈曲畸形或先天椎体滑脱。在臀部上方髂后上棘之上，可以看到两个凹陷的小窝。正常两窝在同一水平上，若两侧不一致，表明骨盆倾斜。

观察髋部前面，腹股沟是否对称，如有一侧高凸饱满，提示有关节肿胀，如出现凹陷空虚，提示股骨头脱位或有严重破坏等病变。

从髋部侧面观察，如有腰前凸加大、臀部明显后凸、髋部呈现屈曲位，提示有髋关节后脱位。

观察髋部后面时，注意臀皱褶的数目、深浅。在婴幼儿期如臀皱褶不对称，可能是由先天性髋关节脱位、肌肉萎缩、骨盆倾斜或下肢不等长等原因引起。于髋部后面，还须注意臀部肌肉有无萎缩，髋关节慢性疾病由于长期负重减少或运动障碍，导致失用性肌萎缩。小儿麻痹症可引起臀部神经性肌萎缩。

双侧髋关节脱位或髋内翻，可出现两侧股骨大转子上移。单侧髋内翻畸形，临床多有患肢短缩。髋外翻外旋畸形表现为患肢外展、内收受限，与健肢相比稍有伸长。

2. 触诊

髋部触诊重点：要注意腹股沟中点部的压痛及大转子处的叩击痛，髋部疾患多引起以上两点的阳性体征。

3. 运动检查

（1）前屈运动：主要是髂腰肌的作用，辅助屈肌是股直肌。检查时患者取仰卧位，两下肢取中立位，把骨盆放平，使两髂前上棘之间的连线与身体长轴垂直。医者一手放在患者腰椎下面并固定骨盆，然后嘱患者做屈髋运动，当屈到一定角度时，患者背部紧贴医者固定骨盆的手。此时腰部前凸变平，骨盆也被固定，再进一步屈曲，即仅是髋关节的活动，正常髋关节屈曲可达145°。用同样方法检查对侧髋关节。

进一步检查髋关节有无屈曲畸形，可让患者一侧大腿屈在胸前，伸直另一条腿，将其平放在检查床上，假如患者不能充分伸直髋关节，提示该侧髋关节有屈曲畸形。当患者伸直下肢时，身体向前移动，胸背部从检查床上抬起或腰部弓起，也表明髋关节有屈曲畸形。医者从侧面观察患者，可观察到屈曲畸形的程度。在髋关节尽量伸直的情况下，可测出腿和检查床之间的夹角，即为屈曲畸形的度数。

（2）后伸运动：主要是臀大肌的作用，辅助伸肌是腘绳肌。嘱患者俯卧，双下肢伸直，检查者将一侧手臂放在患者髂嵴和下部腰椎上，固定住骨盆。先嘱患者主动后伸大腿，正常后伸可达30°~40°。检查髋关节有无屈曲挛缩时，可将一手放在被检查腿的下面，使腿后伸，若腿不能后伸，骨盆却离开床面，提示有髋关节屈曲挛缩。

（3）外展运动：主要是臀中肌的作用，辅助外展肌是臀小肌。检查时嘱患者取仰卧位，两侧下肢中立位，医者一手按住髂骨固定骨盆，另一手握踝部缓慢地将患肢向外移动，等移到一定角度或达到最大限度时，医者可以感到骨盆开始移动，此时停止外展运动，其角度即为外展运动的度数，正常可达45°。

（4）内收运动：是大腿内收肌群的共同作用。检查时患者仰卧位，双下肢中立位，医者一手固定骨盆，嘱患肢内收，从健侧下肢前方越过中线继续内收，至骨盆开始移动为止，即最大内收限度，正常可达30°。

（5）外旋运动：是髋部外旋肌群的作用。一种检查方法是患者仰卧，双下肢中立位，让被检查的下肢做外旋运动，从足的中立位，足底与床面垂直的纵轴到外旋的最大限度，其运动的幅度为外旋运动的度数，正常可达45°。另一种方法，体位同前，然后被检查的下肢屈髋、屈膝各90°，医者一手扶住患者膝部，另一手扶住足部，使小腿内收，由于小腿的杠杆作用，使大腿沿纵轴外旋，测出小腿内收的角度，即为髋关节外旋的度数。

（6）内旋运动：臀小肌和臀中肌前部纤维的作用完成髋关节内旋运动。患者取下肢伸直位和屈髋、屈膝90°位进行检查。一种检查方法是患者仰卧，双下肢中立位，让被检查的下肢做内旋运动，从足的中立位，足底纵轴到内旋的最大限度，其运动的幅度即为内旋运动的度数，正常可达35°。另一种方法，体位同前，然后被检查的下肢屈髋、屈膝各90°，医者一手扶住患者膝部，另一手扶住足部，使小腿外展，由于小腿的杠杆作用，使大腿沿纵轴内旋,测出小腿外展的角度,即为髋关节内旋的度数,正常可达45°。

4. 特殊检查

(1) 髋关节承重功能试验:又称特伦德伦堡(Trendelenburg)试验。本试验是判断臀中肌肌力的一种方法。检查时患者取站立位,背向医者。让患者单腿站立,并保持身体直立,当一腿离开地面时,若负重侧的臀中肌立即收缩,将对侧的骨盆抬起,表明负重侧的臀中肌功能正常,本试验为阴性。如不负重一侧的骨盆不抬高,甚至下降,表明负重侧的臀中肌无力或功能不全,为本试验阳性。此试验须两侧对比检查,常用于诊断脊髓灰质炎后遗症、先天性髋关节脱位、陈旧性髋关节脱位、髋内翻、股骨头坏死、股骨头骨骺滑脱等疾病的检查(图2-14)。

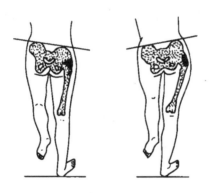

图2-14 髋关节承重功能试验

(2) 髂胫束挛缩试验:又称奥伯(Ober)试验,用于检查有无髂胫束挛缩。检查时患者侧卧,患侧下肢在上,嘱其尽量外展,然后屈膝90°,使髂胫束松弛,然后放松外展的大腿,若大腿下降到内收位为本试验阴性,表明髂胫束正常。若外展的大腿放松后仍保持在外展位,不下落,为本试验阳性,表明髂胫束挛缩。脊髓灰质炎后遗髂胫束挛缩,可出现此试验阳性征(图2-15)。

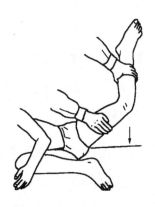

图 2-15 髂胫束挛缩试验

(3) 髋关节屈曲挛缩试验：又称托马斯（Thomas）试验，用于检查关节屈曲挛缩畸形。检查时患者取仰卧位，腰部放平，嘱患者分别将两腿伸直，注意腿伸直过程中，腰部是否离开床面向上挺起，若某一侧腿伸直时，腰部挺起，本试验为阳性，则该侧髋关节有屈曲挛缩。另一方法是当一侧腿完全伸直，另一侧腿屈髋、屈膝，使大腿贴近腹壁，腰部下降贴近床面，若伸直一侧的腿自动离开床面向上抬起，亦为阳性。本试验常用于检查髋关节结核、类风湿关节炎等疾病所引起髋关节屈曲挛缩畸形。

(4) 下肢短缩试验：又称艾利斯（Allis）试验。检查时患者取仰卧位，两腿屈髋、屈膝并拢，两足并齐，放于床面。观察两膝的高度，如两膝等高为正常。若一侧膝比另一侧低，即为阳性，表明有髋关节后脱位或股骨、胫骨短缩。

(5) 望远镜试验：又称杜普纯（Dupuytren）试验，用于检查婴幼儿先天性髋关节脱位。检查时患儿仰卧位，医者一手固定患儿骨盆，另一手握住患儿膝部将大腿抬高，并上下推拉股骨干，若觉察有松动感者即为阳性。双侧对照检查。

(6) 复髋试验：又称欧托拉尼（Ortolani）试验，用于检查婴幼儿先天性髋关节脱位。检查时患儿仰卧位，医者用一手握住患儿膝部，另一手中指、无名指压住大转子，将大腿屈曲、外展、外旋，股骨头进入髋臼，可听到复位的弹响声。医者再将患儿的大腿内收、内旋、伸直，股骨头滑出髋臼，也可听到脱位的弹响声，为本试验阳性。但须注意，若股骨头脱位较高，髋部肌肉紧张，做本试验时不产生复位或脱位的感觉，也未闻及弹响声，可出现假阴性，须与其他检查对照，做出正确结论。

(7) 髋关节过伸试验：又称腰大肌挛缩试验。患者取俯卧位，屈膝90°，医者一手握患者踝部，将患者下肢提起，使髋关节过伸。若骨盆亦随之抬起，即为阳性，说明髋关节不能过伸。腰大肌脓肿、髋关节早期结核、髋关节强直，可有此阳性体征。

(8) 蛙式试验：多用于幼儿，检查时患儿仰卧，使双髋双膝屈曲90°，医者使患儿双髋作外展外旋至蛙式位，双下肢外侧接触到检查床面为正常，若一侧或两侧下肢的外侧不能接触到床面，即为阳性，提示可能有先天性髋关节脱位。

(五) 膝部检查

1. 视诊

检查膝关节首先观察膝关节有无畸形，其次应观察膝关节是否有肿胀，有无因膝关节僵直或疼痛而引起异常步态，步态是否平稳而有节律，关节上方肌肉轮廓，两侧是否对称、有无萎缩。检查时，嘱患者脱去下装，只穿短裤并脱去鞋袜，仔细观察。

正常的膝关节有5°~10°的生理外翻角。超过15°，则为膝外翻畸形。单侧出现膝外翻畸形称"K"形腿；两侧膝外翻畸形称"X"形腿。反之，正常生理外翻角消失，形成小腿内翻畸形，若为两侧则称"O"形腿。正常的膝关节伸直可有0°~5°的过伸，如果过伸超过15°，则称为膝反张畸形。上述畸形常见于脊髓灰质炎后遗症、佝偻病、骨折畸形愈合骨骺发育异常等。胫骨和股骨髁部及干骺端的肿大可能是骨肿瘤。膝部棱形肿胀（鹤膝），多因膝关节结核或类风湿关节炎所致。

膝关节属于屈戌关节，活动范围大。其前侧及内、外侧缺乏脂肪和肌肉的保护，因此，容易因外伤导致膝关节肿胀，如严重的膝部扭伤、髌骨骨折、胫骨内外髁骨折、髁间棘骨折等。膝关节肿胀急性化脓性炎症时，出现全关节肿胀皮肤发红，局部灼热而剧痛。此外，膝关节滑膜炎、风湿性关节炎、膝关节结核、肿瘤等均可出现肿胀。

髌上滑囊炎患者在髌上囊部位出现局限性包块。胫骨结节骨骺炎，在胫骨结节处有明显的高凸畸形。腘窝囊肿，在膝关节后侧有囊性肿块。骨软骨瘤，好发在股骨下端或胫骨上端的内、外侧，局部可见肿块。半月板损伤、膝关节结核、腰椎间盘突出症及下肢骨折长期固定，可出现股四头肌萎缩。检查时根据肌肉萎缩程度并结合病史进行分析。

2. 触诊

膝关节常见压痛点有：髌骨边缘压痛，多见于髌骨软化症；髌韧带两侧压痛，多见于髌下脂肪垫损伤；关节间隙压痛，多见于半月板损伤、胫骨平台骨折等；胫骨结节压痛，常见于胫骨结节软骨炎；侧副韧带附着点压痛、提示侧副韧带损伤。

3. 运动检查

膝关节的正常活动范围：屈曲120°~150°，伸直正常为0°，青少年及女性有5°~10°过伸，屈膝时内旋约10°，外旋约20°。膝关节被动活动受限，常提示膝关节病变。

膝关节屈曲运动主要是腘绳肌的作用，检查时患者取俯卧位，两腿并齐，医者一手按住患者大腿下部，另一手扶住患者足部，嘱患者做屈膝动作，观察其运动情况。如测肌力，医者可用扶足的手对屈膝施加阻力。屈曲痛是膝关节水肿或滑膜炎的表现。

膝关节伸直运动主要是股四头肌的作用。检查时，患者坐于检查床边，双小腿下垂，嘱患者主动伸膝。若测股四头肌肌力，患者伸膝时医者用手按压患者小腿施加阻力。膝关节伸直痛多见于关节面的病变。过伸痛或极度屈曲痛可见于半月板损伤、髌下脂肪垫肥厚等。

内、外旋膝关节完全伸直后没有侧屈和旋转运动。当膝关节屈曲90°时，内、外旋转运动可达10°~20°。主要是半腱肌、半膜肌和股二头肌交替收缩运动的结果。

4. 特殊检查

（1）回旋挤压试验：又称麦氏（McMurray）试验，是利用膝关节面的旋转和研磨的动作来检查半月板有无损伤。检查时让患者仰卧，医者一手握患者足，一手固定患者膝关节，使患者膝关节极度屈曲，尽力使胫骨长轴内旋，医者固定膝关节的手放在膝外侧推挤膝关节使其外翻，小腿外展，慢慢伸直膝关节。如果膝关节外侧有弹响和疼痛，即为阳性，表明外侧半月板有损伤。按上述原理作反方向动作，使膝关节外侧内翻，小腿内收，然后伸直膝关节，如果有弹响和疼痛，即为阳性，表明内侧半月板有损伤（图2-16）。

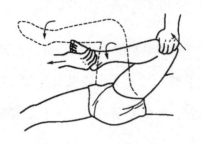

图 2-16 回旋挤压试验

本试验在临床上很有实用价值，但在损伤早期（至少3周内）没有意义。因为膝关节受伤后，周围软组织的损伤还没有修复，用本试验检查时不管有无半月板损伤，只要有屈伸和旋转活动，就会产生疼痛，因此伤后早期应用本试验检查半月板有无损伤并不准确。

（2）研磨试验：患者俯卧，髋关节伸直，患膝屈曲至90°，医者将其大腿固定，用双手握住患足，挤压膝关节，并旋转小腿，引起疼痛者为阳性，提示半月板损伤；反之将小腿提起使膝关节间隙增宽，并旋转小腿，如引起疼痛则为侧副韧带损伤（图2-17）。

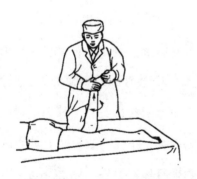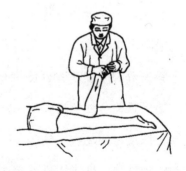

图 2-17 研磨试验

（3）提拉试验：本试验有助于鉴别损伤发生在半月板还是在侧副韧带。患者俯卧，膝关节屈曲90°，医者一手按住大腿下端，另一手握住患肢足踝部，提起小腿使膝离开检查床面，做外展、外旋或内收、内旋活动，若出现膝外侧或内侧疼痛,则为提拉试验阳性,表明有胫侧或腓侧副韧带损伤。

(4) 屈膝旋转试验:又称梯布瑞尔-费舍(Timbrill-Fischer)试验,患者坐于床边,双膝屈曲足下垂,检查者用拇指压在患者关节间隙的前侧方,相当于半月板处,另一手内旋和外旋患者小腿,反复多次,如有半月板破裂,医者拇指下可能突然感到有物体移动并引起患者疼痛。

(5) 膝侧副韧带损伤试验:用于检查膝关节侧副韧带有无断裂。检查时患者取仰卧位,膝关节伸直,医者一手扶患者膝侧面,另一手握住患者踝部,然后使小腿做被动的内收或外展动作。若检查胫侧副韧带,则一手置患者膝外侧推膝部向内,另一手拉小腿外展,这时产生松动感和内侧疼痛,即为阳性,表明膝关节胫侧副韧带损伤或断裂。若检查腓侧副韧带,则一手置膝内侧推膝部向外,另一手拉小腿内收,此时发生膝外侧疼痛和产生松动感,即为阳性,表明有膝关节腓侧副韧带损伤或断裂。

(6) 半月板重力试验:用于检查半月板损伤或盘状半月板。检查外侧半月板时,患者取侧卧位,将大腿垫高,使小腿离开床面,嘱患者做膝关节的屈伸运动,使外侧半月板受到挤压和研磨,如有外侧发生疼痛或出现弹响即为阳性。然后,再做反方向的侧卧,上面的腿略外展,做膝关节屈伸活动,使内侧半月板受到挤压相研磨,若无弹响和疼痛,内侧半月板正常;若出现弹响和疼痛,即为阳性。用同样的方法,做另一腿的对比检查。

(7) 抽屉试验:本试验用于检查膝关节交叉韧带有无断裂。检查时患者取仰卧位,双膝屈曲90°,医者坐在床边用大腿压住患者的足背双手握住小腿近端用力前后推拉。如果小腿近端向前移动,表明前交叉韧带断裂;反之,有向后过多的移动,表明后交叉韧带断裂。

(8) 浮髌试验:用于检查膝关节腔内积液。检查时患者平卧,患腿伸直,医者一手压在髌上囊部,向下挤压使积液局限于关节腔。然后用另一手拇指、中指固定髌骨内、外缘，食指按压髌骨，可感觉髌骨有漂浮感，重压时下沉，松指时浮起，此即浮髌试验阳性，表示关节腔内有积液。

（9）绞锁征：患者取坐位或仰卧位，让患者做膝关节屈伸活动数次。若出现关节疼痛且不能屈伸，即为阳性，表明因半月板撕裂、移位而发生膝关节绞锁。此时，内外旋转小腿，屈曲膝关节，然后旋转并伸直小腿，直到半月板滑到合适的位置，膝关节能屈伸自如为止，则绞锁缓解。

第三节 关节穿刺术及关节液检查

关节穿刺术是以空心针刺入关节腔，达到吸出关节内容物，注入药物或造影对比剂等目的的手术。

一、适应证

（一）诊断需要

关节有病变时，吸出关节液做化验，细菌培养或细胞学检查，以明确诊断。

（二）治疗需要

（1）对单一关节慢性炎性骨关节炎，经休息及抗炎治疗，疼痛仍未缓解者，可行关节穿刺注入肾上腺皮质激素类药物。

（2）对关节感染早期，可行关节穿刺抽液，冲洗后注入抗生素，以控制感染。

（3）关节内大量积血或非细菌性积液，亦可穿刺抽液，术后加压包扎，以防感染与粘连。

(三) 摄片需要

需行关节造影者,行关节穿刺后注入造影对比剂,并摄片检查。

二、操作方法

(一) 穿刺前准备

常规准备皮肤,操作必须在严格无菌情况下进行,用甲紫标志出穿刺点后,再进行皮肤消毒,术者和助手均戴口罩、帽子与无菌橡皮手套。

(二) 操作过程

在距离关节腔最近的皮肤表面处穿刺,注意勿损伤周围重要器官、血管及神经;穿刺点先注入1%普鲁卡因2~10 mL,而后用备妥的注射器和16~18号针头垂直穿入皮肤,并徐徐向前推进,当穿刺针头进入关节腔时,术者有阻力消失的感觉,并可见关节内液体流入注射器。如关节内液体量较少而欲尽量吸出积液,可由助手按压关节周围,如肘、腕和膝关节,以便积液集于针头处,吸出积液后,应迅速拔出该针,如欲将抗生素注射于关节内,可在将积液吸去后自该针注入。

(三) 穿刺标本

将穿刺所得材料,根据穿刺目的和需要妥善处理(涂片或固定等),送交实验室进行检查。

(三) 术后包扎

对渗出性积液或关节内出血，穿刺抽液后应加压包扎。

三、穿刺途径

(一) 肩关节

穿刺途径可为肩关节前方或侧方。因积液（脓）的波动在前方较明显，容易触到，故最常使用的穿刺吸引途径是三角肌前缘（图 2-18）。

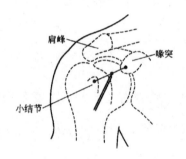

图 2-18 肩关节穿刺途径

(二) 髋关节

穿刺途径可为侧方穿刺途径和前方穿刺途径。侧方穿刺途径自大粗隆的最下方沿股骨颈方向内上方刺入关节腔（图 2-19）。前方穿刺途径自腹股沟韧带的中点向下和向外侧各 2.5 cm 处，即股动脉稍向外侧垂直刺入（图 2-20）。

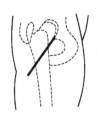 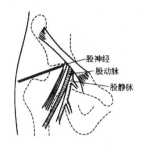

图 2-19 髋关节侧方穿刺途径　　图 2-20 髋关节前方穿刺途径

(三) 膝关节

自髌骨的外上角或内上角向下刺入,如积液量多,穿刺前可将髌骨尽量推向穿刺的一侧,以助确定髌骨和股骨髁间的间隙(图 2-21)。

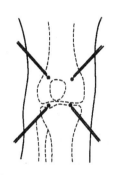

图 2-21 膝关节穿刺

四、注意事项

(1) 严格遵守无菌操作,谨防关节感染。

(2) 熟悉局部解剖,选择不致损伤重要神经、血管和其他器官的途径和部位。

(3) 记录关节抽出液的颜色、数量及性质,并时送化验及细菌培养。

(4) 根据穿刺液的性质,可酌情注入药物,如抗生素、肾上腺皮质激素类药物。但此类药不宜反复多次关节内注射，否则将引起关节内炎症及破坏性改变。

（5）关节炎症已确定，须行关节穿刺抽液并注入有效抗生素，但穿刺次数不宜过多，以免引起继发性感染。

五、穿刺后处理

（1）关节内血肿或非化脓性积液者，穿刺后用无菌敷料适当加压包扎，抬高患肢。

（2）感染性关节积液穿刺后，应用小夹板或石膏固定于功能位，同时应用抗生素，局部进行物理治疗，以控制感染。

（3）关节内注入肾上腺皮质激素类药物后，若疼痛加剧或有过敏反应，应立即处理。注射后须休息两天，半月内避免关节负荷过重。

第四节　关节镜检查

关节镜是通过很小的切口孔洞，将具有照明功能的透镜金属管插入关节腔内，将关节内部的图像在监视器上放大，观察关节内的病变情况，因此比关节切开后肉眼观察得更准确，同时从另外的小切口孔，插入检查或手术的器械，在电脑监视下进行全面检查和手术。关节镜检查实际上是一种微创手术，是近年来才发展起来的高新技术。由于图像经过放大，比切开关节看得更准确；由于切口很小，创伤小，瘢痕少，康复快，并发症少，有些情况下麻醉过后，即可下地活动，对患者增强战胜疾病的信心大有好处。对关节疑难病症的确诊，对困扰患者多年的伤痛，往往能取得立竿见影的效果。

一、适应证

关节镜技术在内科风湿性疾病临床中主要用于各种滑膜炎，如类风湿关节炎、骨性关节炎及晶体性关节炎的鉴别诊断及类风湿关节炎与某些滑膜炎的治疗——滑膜切除术。类风湿关节炎虽多数为对称性、累及大小关节的多关节炎，但少数亦可表现为单关节炎；反之，年龄较大的骨性关节炎患者又可表现为对称性大小关节同时受累，易误诊为类风湿关节炎。关节镜下此两种情况滑膜的肉眼所见、病理和免疫病理改变都有助于鉴别诊断。年长患者迟发的单关节炎还应考虑晶体性关节炎（痛风、假性痛风等）的可能性，关节镜下可见白色发亮的尿酸盐或焦磷酸盐结晶位于滑膜及软骨上。关节液中及滑膜病理切片均可发现相应晶体的存在，尤其关节液中阴性而滑膜组织中阳性时滑膜活检更具重要意义。绝大多数膝关节的伤病都适合关节镜手术，如不明原因的关节肿胀，各种滑膜炎，轻、中度的创伤性骨关节炎，或老年性退变性骨关节炎，关节内游离体，半月板损伤，交叉韧带损伤，急性关节扭伤等。关节内感染也可以通过关节镜检查冲洗。

此外关节镜还可以对炎性关节病的症状与临床表现不符者进行诊断。对临床表现提示急性化脓性关节炎而细菌培养阴性，以及采用合理的抗生素治疗及重复闭式引流无效者进行治疗。

二、并发症

关节镜检查的主要并发症有关节软骨损伤、关节血肿、皮下水肿及感染等。因此，施行关节镜检查，应在手术室内按无菌手术要求，严格按照操作规程进行检查或施行关节内手术。

三、禁忌证

（一）绝对禁忌证

（1）败血症；

（2）关节活动明显受限，严重的关节僵直，关节腔狭窄，不能配合检查者；

（3）凝血机制异常者；

（4）手术野皮肤有感染者。

（二）相对禁忌证

（1）滑膜增生性炎症，关节极度肿胀而浮髌试验阴性，提示增生滑膜已填充关节腔，此时不易注水膨胀，无法观察关节内结构，强行施关节镜检查可能造成关节内出血；

（2）病毒性肝炎。

四、注意事项

（一）定方位

在关节镜检查时，由于仅能窥见关节的一小部分，髌上囊和髌上隐窝之间的髌上滑膜皱襞是一个很好的标志，容易定位。

（二）滑膜充血现象

关节镜检查时，由于物理刺激会对视野产生影响，而且液温、液压也可影响血流，因此，关节镜插入 10 min 后滑膜充血应视为正常现象。

(三) 年龄因素

随年龄的不同，关节内的图像有区别，小儿的软骨面光滑有弹性，成年后特别是老年人的关节软骨面发黄，粗糙羽毛状物较多；半月板亦如此，内缘呈肉刺状，滑膜皱襞多，绒毛增生，关节囊伸展性差。

第三章 中医药治疗颈肩腰腿痛

第一节 药物内治法

中药是治疗颈肩腰腿痛的重要方法之一，是在辩证施治的基础上具体贯彻内外兼治的主要手段。人体是一个统一整体，各种损伤后必然使其正常的生理功能受到影响。《正体类要·序》中有云："肢体损于外，则气血伤于内，营卫有所不贯，脏腑因之不和"。《普济方·折伤门》中说："血行脉中，贯于内理，环周一身。因其肌体外固，经隧内通，乃能流注不失其常。若因伤折，内动经络，血行之道，不得宣通，瘀积不散，则为肿为痛。治宜除去恶瘀，使气血流通，则可以伤完也。"因此，药物的应用根据局部与整体兼顾，外伤与内损并重的原则而使用。治疗的法则是在辩证的基础上产生的，八纲、气血、脏腑、经络以及卫气营血的辩证，都是治疗的依据。应根据辩证的情况分别制定不同的治疗法则，确定相应的治疗方法，选择行之有效的方药进行治疗。

药物内治法是通过服药使局部和整体得以兼治的一种方法。可根据损伤的虚实、久暂、轻重缓急等具体情况选用先攻后补、攻补兼施，或消补并用，或先补后攻等不同治法进行治疗。

一、创伤疼痛内治法

人体一旦遭受损伤，则络脉受损，气机凝滞，营卫离经，瘀滞于肌肤腠理。"不通则痛"，"通则不痛"，无论气滞还是血瘀，都能引起疼痛，因此必须疏通内部气血。唐容川的《血证论》、钱秀昌的《伤科补要》等一些经典论著均以"损伤之症，专从血论"为辩证施治基础。根据损伤的发展过程，一般分为初、中、后3期。初期一般在伤后1~2周以内，由于气滞血瘀，需消瘀退肿以"下""消"法为主；若邪毒入侵可用"清法"；气闭昏厥或瘀血攻心，则用"开"法。中期是在伤后3~6周期间，虽损伤症状改善，肿胀瘀阻渐趋消退，疼痛逐步减轻，但瘀阻未尽，仍应以活血化瘀，和营生新，接骨续筋为主，故以"和""续"两法为基础。后期为伤后7周以后，瘀肿已消，但筋骨尚未坚实，功能尚未恢复，应以坚骨壮筋，补养气血、肝肾、脾胃为主。而筋肉拘挛、风寒湿痹、关节不利者则予以舒筋活络。故后期多用"补""舒"两法。故三期分治方法是以调和疏通气血、生新续损、强筋壮骨为主要目的的。临证时，必须结合病人体质及损伤情况辩证施治。

（一）早期治疗

《医宗金鉴·正骨心法要旨》说："今之正骨科，即古跌打损伤之证也，专从血论，须先辨或有瘀血停积，或为亡血过多……二者治法不同。有瘀血者，宜攻利之；亡血者，宜补而行之。"对损伤初期有瘀者，宜采用攻利法。但血和气二者是互相联系的。气为血帅，血随气行。所以在治疗时必须治血与理气兼顾，常用治疗方法有攻下逐瘀法、行气活血法、清热凉血法、开窍通关法，并根据病情变化加减配伍。

1. 常用药物

(1) 用于祛瘀通络的药物：川芎、乳香、没药、丹参、泽兰、红花、桃仁、穿山甲、地鳖虫、五灵脂、牛膝、地龙肉、自然铜、苏木等；

(2) 用于行气止痛的药物：木香、陈皮、香附、枳壳、降真香等；

(3) 用于活血散结止痛的药物：麝香、冰片等；

(4) 用于清热解毒、凉血止痛的药物：黄柏、栀子、生地、牡丹皮、天花粉、黄芩、落得打、芙蓉叶等；

(5) 用于行瘀止痛的药物：三七、白及、儿茶、莲房、血竭等；

(6) 用于养血活血的药物：当归、白芍、赤芍等；

(7) 用于攻下祛瘀的药物：大黄、芒硝等。

2. 常用治疗方法

(1) 攻下逐瘀法

攻下逐瘀法属下法，是通泄之法，以攻逐邪实。跌打损伤，多使血脉受伤，恶血留滞，壅塞经道，瘀血不祛，新血不生，且所生新血不能安行无恙，终必妄行而致变证多端。故受伤后有瘀血停积者，须及时应用攻下逐瘀的方法。"留者去之"（《素问·至真要大论》），此之谓也。常用的代表方剂如下。

①桃核承气汤（《伤寒论》）

组方：桃仁12 g，大黄12 g，桂枝6 g，炙甘草6 g，芒硝6 g。

主治：跌损后，瘀血停滞，或下腹蓄瘀，疼痛拒按，瘀热发狂等症。

②鸡鸣散（《三因极一病证方论》）

组方：当归尾15 g，桃仁9 g，大黄30 g。

主治：胸腹部挫伤，疼痛难忍，并见大黄秘结者。

③大成汤（《仙授理伤续断秘方》）

组方：大黄、枳壳各 12 g，芒硝、当归、木通、苏木、川红花、陈皮、甘草、厚朴各 6 g。

主治：跌损后，瘀血内蓄，昏睡，二便秘结者，或腰椎损伤后伴发肠麻痹腹胀者。

④黎洞丸（《医宗金鉴》）

组方：牛黄、冰片、麝香各 7.5 g、阿魏、大黄、儿茶、血竭、乳香、没药、田三七、天竺黄、藤黄各 60 g，雄黄 30 g。

主治：跌损后，气滞血瘀，疼痛剧烈或瘀血内攻等证。

本法常用苦寒泻下之剂，其性峻猛，适用于损伤早期蓄瘀、大便不通、腹胀、苔黄、脉数的体实患者。对年老体弱、气血虚弱，或失血过多，内伤重证，或妊娠、月经期、产后营血不足者等均不宜使用。

（2）行气消瘀法

行气消瘀法属消法，又称行气活血法，为内治法中较常用的一种，有消散和破散的作用。"结者散之"（《素问·至真要大论》），凡气滞血凝、肿痛并见之证，均可应用本法。气为血之帅，气行则血行，气滞则血滞，气结则血瘀。同时，血不活则瘀不能去，瘀血不去则新血不生。故损伤后有气滞血瘀者，宜采用行气消瘀法。常用的代表方剂如下。

①复元活血汤（《医药发明》）

组方：柴胡 15 g，天花粉 10 g，当归 10 g，红花 6 g，穿山甲 10 g，酒浸大黄 30 g，酒浸桃仁 12 g。

主治：跌打损伤，瘀血阻滞之疼痛。

②活血化瘀汤（《林如高正骨经验》）

组方：当归、紫苏、生地、赤芍、蒲黄、茜草各 9 g，红花 1.5 g，莪术、泽兰、三七各6g，姜黄4.5g，甘草3g。

主治：跌打损伤，瘀血肿胀，伤筋落枕。

③活血止痛汤（《伤科大成》）

组方：当归6g，川芎2g，乳香3g，苏木6g，红花1.5g，没药3g，地鳖虫9g，三七3g，赤芍3g，陈皮2g，落得打6g，紫荆藤9g（或去之）。

主治：跌损后肿痛。

以上3方，以消瘀活血为主。

④柴胡疏肝散（《景岳全书》）

组方：柴胡、陈皮各6g，芍药、枳壳、川芎、香附各4.5g，炙甘草1.5g。

主治：胸胁损伤，肿胀疼痛者。

⑤加味乌药汤（《济阴纲目》）

组方：乌药9g，砂仁6g，木香6g，延胡索9g，香附12g，甘草6g，生姜3片。

主治：损伤后气滞疼痛。

⑥理气散瘀汤（《林如高正骨经验》）

组方：当归尾、续断、生地各9g，川芎、红花、制陈皮、枳壳、泽兰、槟榔各6g，甘草3g。

主治：新伤气逆不顺，瘀阻作痛。

以上3方，以行气止痛为主。

⑦顺气活血汤（《伤科大成》）

组方：苏梗、厚朴、枳壳、香附、炒赤芍各3g，砂仁、红花各1.5g，当归尾、苏木各6g，木香1.2g，桃仁9g。

主治：胸腹挫伤，气滞胀满，瘀肿作痛。

⑧血府逐瘀汤（《医林改错》）

组方：当归9 g，生地黄9 g，桃仁12 g，红花9 g，枳壳6 g，赤芍6 g，柴胡3 g，甘草3 g，桔梗4.5 g，川芎4.5 g，牛膝9 g。

主治：瘀血内阻，血行不畅，经脉闭塞之疼痛。

⑨膈下逐瘀汤（《医林改错》）

组方：当归9 g，川芎6 g，赤芍6 g，桃仁9 g，红花9 g，枳壳4.5 g，丹皮6 g，香附3 g，延胡索3 g，乌药6 g，五灵脂9 g，甘草9 g。

主治：腹部损伤，蓄血疼痛。

以上3方，行气与活血并重。

宿伤瘀血内结，或虽新伤但有某些禁忌而不能峻下攻伐者，均可用本法缓散渐消。行气消瘀之剂一般并不峻猛，若需逐瘀时，可与攻下药配合使用。对于禀赋体弱或妊娠、月经期间不宜使用破散者，可依据"虚人不宜下者，宜四物汤穿山甲"之法用药。

(3) 清热凉血

法清热凉血法属清法，是用性味寒凉药物以清泄邪热而止血的一种方法。包括清热解毒和凉血止血两法，适用于跌仆损伤后引起的热毒蕴结于内，引起血液错经妄行，或邪毒侵袭、火毒内攻、热邪蕴结，或壅聚成毒等证。若迫血妄行而致出血者，当用凉血清热之法治之。其代表方剂如下。

①五味消毒饮（《医宗金鉴》）

组方：金银花、野菊花、蒲公英、紫花地丁各15 g，紫背天葵10 g。

主治：附骨疽及痈疮疔毒初起，或开放性损伤疮面感染初期，局部红肿热痛。

②四生丸（《妇人良方》）

组方：生地黄、生艾叶、生荷叶、生侧柏叶。

主治：损伤出血，血热妄行的吐血、衄血等。

③小蓟饮子（《济生方》）

组方：生地30 g，小蓟15 g，滑石15 g，木通9 g，炒蒲黄9 g，淡竹叶9 g，藕节9 g，山栀9 g，当归6 g，炙甘草6 g。

主治：泌尿系挫伤，下焦瘀热而致血淋或尿血等。

④清营汤（《温病条辨》）

组方：生地24 g，玄参9 g，淡竹叶12 g，金银花15 g，连翘15 g，黄连6 g，丹参12 g，麦冬9 g，水牛角1.5 g（研细末冲服）。

主治：创伤并发感染，邪入营分，症见高热、神昏、谵语、舌绛者。

⑤犀角地黄汤（《千金方》）

组方：生地黄30 g，赤芍12 g，丹皮9 g，水牛角1 g（研细末冲服）。

主治：热入血分，疮疡热毒内攻，迫血妄行所致吐血、衄血、便血、皮肤瘀斑等，并见高热、神昏、谵语等。

⑥退癀消肿汤（《林如高正骨经验》）

组方：川连、防风、黄柏、黄芩、栀子各6 g，生地、地骨皮各15 g，知母、泽泻、地鳖虫、灯芯草、茯苓、车前子、金银花各9 g，薄荷、甘草各3 g。

主治：损伤局部红肿热痛者。

本类方剂多为寒凉之品所组成，所治当为实热之证。凡身体壮实而患实热之证者用清热凉血法。若身体素虚，饮食素少，肠胃虚滑不可过用寒凉药物；血得寒则凝，故清热不可过用寒凉，以防气血凝滞而不行；出血量过大者，还应考虑辅以益气固脱之剂。

(4) 开窍通关法

开窍通关法是用辛香走窜、开窍通关的药物，以治疗损伤后邪气壅盛，蒙蔽心窍，而致神昏窍闭之标证的救急方法。

本类方剂有凉开和温开之分。凉开之剂可用于损伤后热毒内陷心包，或痰热壅蔽心窍而致高热、惊厥、抽搐等；温开之剂可用于损伤后气闭，或痰壅气阻所致昏厥、抽搐等。其代表方剂如下。

①安宫牛黄丸（《温病条辨》）

组方：牛黄、郁金、黄连、黄芩、栀子、水牛角、雄黄、朱砂各4份，麝香、冰片各1份，珍珠2份。

主治：身热、狂躁、神昏、谵语及头部内伤晕厥。

②紫雪丹（《和剂局方》）

组方：石膏、寒水石、磁石、滑石各1 500 g，水牛角屑、羚羊角屑、土木香、沉香、玄参、升麻各500 g，甘草240 g，朴硝5 000 g，硝石930 g，麝香38 g，朱砂90 g，黄金3 000 g，丁香30 g。

主治：颅脑损伤后高热烦躁，神昏谵语者。

③至宝丹（《和剂局方》）

组方：水牛角、玳瑁、琥珀、朱砂、雄黄各30 g，龙脑、麝香各7.5 g，牛黄15 g，安息香45 g，金结、银结各50片。

主治：头部内伤昏迷，或创伤后感染而致的高热神昏、惊厥抽搐者。

④苏合香丸（《和剂局方》）

组方：白术、土木香、水牛角屑、香附子、朱砂、诃子、白檀香、安息香、沉香、麝香、荜茇各2份，龙脑、乳香、苏合香油各1份。

主治：头部内伤昏迷属寒闭痰阻者。

⑤羚羊钩藤汤（《通俗伤寒论》）

组方：羚羊角1~3 g，钩藤9 g，桑叶6 g，川贝母12 g，竹茹、生地各15 g，菊花、茯神木各9 g，甘草3 g。

主治：头部内伤及创伤感染，高热神昏，烦躁惊厥者。

⑥神犀丹（《温热经纬》）

组方：水牛角尖1.5g，石菖蒲1.5g，生地4g，黄芩1.5g，人中黄1g，银花4g，连翘2.5g，板蓝根（或青黛）2.5g，香豉2g，玄参2g，天花粉1g，紫草1g，神曲适量（糊丸）。

主治：头部损伤后或创伤感染、高热神昏、谵语狂躁者。亦可治骨髓炎有上述症状者。

⑦麝香七厘散（《林如高正骨经验》）

组方：麝香15g，龙涎香60g，沉香90g，制乳香60g，木香60g，荜澄茄45g，槟榔90g，草豆蔻45g，丁香60g，三七90g，人中白90g，煅自然铜150g，无名异120g，煅虎骨90g（今用狗骨代）。

主治：重度损伤后不省人事者。

⑧行军散（《霍乱论》）

组方：西牛黄、麝香、珍珠、冰片、硼砂各3g，雄黄24g，硝石0.9g，飞金20页。

主治：损伤后烦闷欲绝、不省人事者。

⑨夺命丹（《伤科补要》）

组方：归尾、桃仁、大黄各90g，血竭15g，地鳖虫45g，儿茶15g，乳香30g，没药30g，自然铜60g，红花15g，朱砂15g，骨碎补30g，麝香1.5g。

主治：跌打损伤，瘀血内停，神昏谵语，或烦躁不宁，如见鬼状，或惊厥。

（二）中期治法

损伤诸症经过早期治疗，局部肿胀基本消退，但瘀肿尚未消尽，筋骨未恢复，组织处于修复初期。在此阶段，一方面仍应化瘀和营以生新，另一方面应顾护气血，濡养筋骨，宜改用中期的各种治法。中期治法主要是在八法中的"和"法的基础上发展起来的。和法是通过和营止痛法、接骨续筋法、舒筋活络法而进一步调和气血，从而达到祛瘀生新、接骨续筋、疏风通络、活血舒筋目的的方法。

1. 常用中药

（1）用于补气养血、滋补肝肾的药物：黄芪、何首乌、当归、熟地、龟板、山萸肉、杜仲、续断、骨碎补、威灵仙、五加皮、牛膝等；

（2）用于祛瘀通络的药物：乳香、没药、川芎、红花、桃仁、地鳖虫、杜仲、续断、穿山甲、泽兰、苏木、自然铜、地龙、桑寄生等；

（3）用于清热解毒的药物：生地、丹皮、赤芍、三百棒、重楼等；

（4）用于行气止痛的药物：陈皮、木香、枳壳、青皮、乌药、郁金、延胡索等。

2. 常用治疗方法

（1）和营止痛法

和营止痛法适用于损伤后，瘀肿渐消而未尽，虽经消下等法治疗而血瘀气滞，肿痛尚未尽除，但久用攻伐又恐伤正气者。其代表方剂如下。

①和营止痛汤（《伤科补要》）

组方：赤芍、当归尾、乌药各 9 g，川芎、苏木、陈皮、桃仁、乳香、没药、木通、甘草各 6 g，续断 12 g。

主治：损伤后瘀积肿痛。

②定痛和血汤（《伤科补要》）

组方：当归、红花、乳香、没药、五灵脂、续断、蒲黄、秦艽、桃仁。

主治：扭伤后瘀血不散。

③正骨紫金丹（《医宗金鉴》）

组方：丁香、木香、血竭、儿茶、熟大黄、红花各1份，丹皮1/2份，甘草1/3份。

主治：跌仆堕坠、闪挫扭伤之疼痛，以及瘀血凝聚等症。

④和营通气汤（《伤科学》）

组方：全当归、丹参、香附各90 g，川芎、延胡索、青皮、枳壳各30 g，郁金、制半夏各60 g，木香、大茴香各15 g。共为细末，每服1.5 g，每日2次，开水送服。

主治：躯干内伤，气血阻滞。

⑤跌打养营汤（《林如高正骨经验》）

组方：当归6 g，川芎4.5 g，熟地黄15 g，白芍9 g，西洋参3 g（或党参9 g），黄芪9 g，山药15 g，甘草3 g，枸杞子15 g，木瓜9 g，骨碎补9 g，砂仁3 g，三七4.5 g，续断9 g，补骨脂9 g。

主治：有促进筋骨生长之功，用于跌打内伤或骨折中、后期。

（2）接骨续筋法

本法是在"和"法的基础上发展起来的。适用于损伤中期，肿胀已消，筋骨已接而不坚，瘀血未尽。主要使用接骨续筋药，佐以活血祛瘀之药以活血祛瘀，接骨续筋。其代表方剂如下。

①续骨活血汤（《中医伤科学讲义》经验方）

组方：赤芍、白芍、煅自然铜、落得打各9 g，生地黄15 g、红花、地鳖虫、乳香、没药各 6 g，骨碎补、续断、当归尾各 12 g。

主治：骨折及软组织损伤。

②新伤续断汤（《中医伤科学》）

组方：当归尾、煅自然铜、骨碎补、桑枝各 12 g，乳香、没药各 3 g，丹参、地鳖虫、泽兰叶、延胡索、桃仁各 6 g，苏木、续断各 9 g。

主治：筋骨损伤初、中期者。

③代杖散（《疡医准绳》）

组方：无名异、没药、乳香、地龙、自然铜、土木鳖各等份。

主治：各种闭合性损伤。

④接骨紫金丹（《杂病源流犀烛》）

组方：土鳖虫 10 个，乳香、没药、自然铜、骨碎补、血竭各 15 g，硼砂、当归各 9 g，地龙 14 条。

主治：损伤骨折瘀血内停者。

⑤壮骨强筋汤（《林如高正骨经验》）

组方：熟地 12 g，怀牛膝、当归、续断、补骨脂、骨碎补、煅自然铜各 9 g，制乳香、甘草、红花各 3 g，川芎、桃仁各 6 g。

主治：伤筋、骨折中后期筋骨痿软，愈合较缓者。

（3）舒筋活络法

本法是使用活血与祛风通络药，再佐以理气药，以宣通气血，消除凝滞，增强舒筋通络之功。适用于损伤肿痛稳定后而有瘀血凝滞、筋膜粘连的伤筋中期，或风寒湿邪乘虚而入，侵袭经络，留而成痹，或受伤之处筋络发生挛缩、僵直，关节屈伸不利，或气血不得通畅，肢体痹痛等症。常用代表方剂如下。

①活血舒筋汤（《中医伤科学讲义》）

组方：当归尾、赤芍、姜黄、伸筋草、松节、海桐皮、落得打、路路通、羌独活、防风、续断、甘草。上肢加川芎、桂枝；下肢加牛膝、木香；痛甚加乳香、没药（原方未注明用量）。

主治：筋骨损伤后，关节疼痛、筋络挛痛、活动功能障碍者。

②舒筋汤（《外伤科学》经验方）

组方：当归、白芍、羌活、防风、续断各9 g，姜黄、松节、甘草各6 g，宽筋藤15 g，海桐皮12 g。

主治：骨折及关节脱位后期，或软组织病变所致的筋络挛痛。

③独活寄生汤（《备急千金要方》）

组方：独活、防风、川芎、牛膝各6 g，桑寄生18 g，秦艽、杜仲、当归、茯苓、党参各12 g，熟地15 g，白芍9 g，细辛、甘草各3 g，肉桂1.5 g。

主治：腰脊损伤后期肝肾两亏，风湿痛及腿足屈伸不利者。

④麻桂温经汤（《伤科补要》）

组方：麻黄、桂枝、红花、白芷、细辛、桃仁、赤芍、甘草（原方未注明用量）。

主治：损伤之后风寒客注而痹痛者。

⑤三痹汤（《妇人良方》）

组方：独活、牛膝、防风、川芎各6 g，党参、当归、杜仲、黄芪、续断各12 g，生地黄15 g，芍药9 g，肉桂1 g，细辛、甘草各3 g。

主治：气血凝滞，手足拘挛，筋骨痿软，风湿痹痛者。

⑥蠲痹汤（《百一选方》）

组方：羌活、姜黄、当归、黄芪、赤芍、防风各45 g，炙甘草15 g，上药粗末15 g，加生姜5片煎。

主治：损伤后风寒乘虚入络者。

（三）后期治法

损伤后期，组织修复从骨痂形成过渡为再塑形，软组织修复基本完成，此期由于损伤后出血、瘀血以及攻瘀散结之剂的使用，气血易于亏损。肝主藏血，主筋，血虚则肝血不足，筋伤则内动于肝；肾主骨，生髓。骨髓损伤，则内动于肾，故筋伤骨折易致肝肾不足。早中期治疗失时、失宜，皆易造成瘀血凝聚而不散，致使经脉粘连而挛缩，按之局部出现条索状或结节，有压痛及放射痛。损伤后期，瘀血内滞，筋脉失养，风寒湿邪乘虚而入，留而成痹。故后期多用"补""舒"两法。

1. 常用药物

（1）用于健脾益气的药物：白术、党参、黄芪、人参、刺五加、山药等；

（2）用于滋阴养血的药物：何首乌、当归、熟地、龟板、山萸肉、枸杞子等；

（3）用于壮阳温经通络的药物：杜仲、续断、骨碎补、锁阳、肉桂、附子、鹿角胶、菟丝子等；

（4）用于健脾理气的药物：茯苓、砂仁、薏苡仁、香附、枳实等。

2. 常用治疗方法

（1）补气养血法

补气养血法是使用补气养血药物，使气血旺盛而濡养筋骨的治疗方法。颈肩腰腿痛诸病大多数发病时间较长，或是年老体弱长期缺乏锻炼，日久必使体质虚弱而出现各种气血亏损，故宜采用补气养血法，使气血旺盛而濡养筋骨。补气、补血虽然各有重点，但血为气之母，气为血之帅，二者不能截然分开，气虚可致血虚，血虚可致气损，故临床上常补气养血并用。

古云有形之血不可速生，无形之气宜当急固。故在治疗上，有大出血时，当益气以固脱摄血；治血虚时，在补血之中常兼以益气，使气旺而血旺。治气虚时，因脾为气血生化之源，肺主气，故治疗时每用健脾益气，兼以补益肺气之法；对因阴虚而引起阳虚者，当加附子以助阳，如用参附汤以治元气不足，用术附汤以治中阳虚者，用芪附汤以治卫阳虚。当然，在使用本法时亦应注意，若气血已虚，而瘀血未尽时，当权衡正邪之轻重，扶正以化瘀祛邪。常用代表方剂如下。

①八珍汤（《正体类要》）

组方：党参9 g，白术9 g，茯苓9 g，炙甘草4.5 g，川芎6 g，当归9 g，熟地黄9 g，白芍9 g，生姜3片，大枣2枚。

主治：损伤中后期气血俱虚，创面脓汁清稀，久不收敛者。

②十全大补汤（《医学发明》）

组方：党参、当归、黄芪各9 g，白术、茯苓、熟地、白芍各12 g，川芎6 g，甘草4.5 g，肉桂1.5 g。

主治：损伤后期气血衰弱，溃疡脓汁清稀，自汗、盗汗，萎黄消瘦，不思饮食，倦怠气短等症。

③当归补血汤（《内外伤辨惑论》）

组方：黄芪15~30 g，当归3~6 g。

主治：损伤后期气血不足，或虚损劳热，脉大而虚，重按无力者。

④人参养荣丸（《和剂局方》）

组方：人参（或党参）白术、炙黄芪、白芍、炙甘草、陈皮、肉桂、当归各30 g，熟地、五味子、茯苓各25 g，远志15 g，大枣2枚，生姜3片。

主治：损伤后期身体虚弱或虚损劳热者。

(2) 补养脾胃法

补养脾胃法适用于损伤后期气血亏损，脾胃虚弱，运化失职者。损伤日久耗伤正气，气血亏损，加之伤后活动减少，可导致脾胃虚弱，运化失职；饮食不消，也会出现筋骨损伤修复减缓、脉象虚弱无力等。脾胃为后天之本，气血生化之源。损伤后期气血亏损，当健脾益胃以资生化之源，方为治本之要。脾胃虚弱，脾胃升降失职，健脾益气当与理气之药相协，方能达理气健脾之功。其代表方剂如下。

①归脾汤（《济生方》）

组方：白术9g，当归3g，党参3g，黄芪9g，酸枣仁9g、木香1.5g，远志3g，炙甘草4.5g，龙眼肉4.5g，茯苓9g。

主治：损伤后期气血不足，乏力气短，失眠多梦及慢性溃疡等。

②补中益气汤（《东垣十书》）

组方：黄芪15g，党参12g，白术12g，陈皮3g，炙甘草4.5g，当归9g，升麻4.5g，柴胡4.5g。

主治：创伤或疮疡日久，元气亏损，气血耗损，中气不足诸症。

③健脾养胃汤（《伤科补要》）

组方：党参、黄芪、淮山药、当归身、白术、茯苓、白芍、泽泻、小茴香、陈皮（原方未注明用量）。

主治：损伤病后期脾胃虚弱，气血不足，腹胀纳少，肢体痿软无力者。

(3) 补益肝肾法

补益肝肾法又称强壮筋骨法。此法适用于损伤后期，肝肾已虚，肢体功能尚未恢复者，或先天禀赋不足，筋骨不强者。肝主筋，肾主骨，主腰脚。《素问·上古天真论》曰："肝气衰，筋不能动"，《素问·脉要精微论》曰："腰者肾之府，转摇不能，肾将惫矣。"肾有肾阴肾阳之分，肾阴肾阳又互相为用，故《景岳全书》曰："善补阳者，必于阴中求阳；善补阴者，必于阳中求阴"。因此，既要看到它们的区别，又要重视它们的相互联系。同时，肝为肾之子，《难经》曰："虚则补其母"，故肝虚者应注意补肾，此即滋水涵木法。其代表方剂如下。

①健步虎潜丸（《伤科补要》）

组方：龟甲胶、鹿角胶、虎胫骨（今用狗骨代）、何首乌、川牛膝、杜仲、锁阳、当归、熟地、威灵仙各 60 g，黄柏、人参、羌活、白芍、白术各 30 g，大川附子 45 g。

主治：跌打损伤、血虚气弱、筋骨痿软无力者。

②补肾壮筋汤（《伤科补要》）

组方：熟地、当归、山萸肉、茯苓、续断、牛膝、杜仲、白芍、五加皮各 15 g，青皮（原方未注明用量）。

主治：肾气虚损，习惯性关节脱位等。

③补肾壮骨汤（《林如高正骨经验》）

组方：杜仲、枸杞子、骨碎补、芡实、酒续断、补骨脂、狗脊各 9 g，煅狗骨 15 g。

主治：腰部损伤，肾气虚损。

④左归丸（《景岳全书》）

组方：熟地 240 g，淮山药、山萸肉、枸杞子、菟丝子、鹿角肢、龟甲各 120 g，川牛膝 90 g。

主治：损伤日久，肾水不足，精髓内亏，腰膝酸软，头昏眼花，虚热盗汗等症。

⑤右归丸（《景岳全书》）

组方：熟地黄 240 g，淮山药、鹿角肢、枸杞子、菟丝子、杜仲各 120 g，山萸肉、当归 90 g，附子 60~180 g，肉桂 60~120 g。

主治：损伤后期，肝肾不足，精血虚损而致的神疲心悸，肢冷痿软。

(4) 温经通络法

温经通络法属温法，适用于寒湿之邪阻滞经络而引起的肢节痹痛者。温法是使用温性或热性药物补益阳气，驱除寒邪，以治疗里寒证的一种治法。《素问·至真要大论》中有"寒者温之""损者益之"的治则。损伤后气血运行不畅，或因阳气不足，腠理空虚，风寒湿邪滞留，气血凝滞者，由于颈痛大多数是慢性劳损性疾患，故温经通络是其常用治法。但临证应用时应结合其他各法配合应用。其代表方剂如下。

①麻桂温经汤（《伤科补要》）

组方：麻黄、桂枝、红花、白芷、细辛、桃仁、赤芍、甘草（原方未注明用量）。

主治：损伤之后风寒客注而痹痛者。

②骨质增生丸（《中医骨伤科学》载长春中医学附属医院方）

组方：熟地黄 15 kg，鹿衔草、骨碎补、鸡血藤、肉苁蓉、淫羊藿各 10 kg，莱菔子 5 kg。

主治：骨关节退行性病变所引起的疼痛，或风寒湿痹痛。

二、骨病内治法

对于引起颈肩腰腿痛的骨病，其治法与损伤有所不同各类骨病都有各自的病因，病机及转归，有各自发生、发展、变化的规律。如骨痈疽为邪毒侵袭筋骨，其病机为热毒蕴结，血瘀肉腐，蚀骨成脓；痹证为风、寒、湿、热之邪夹杂侵袭筋骨，其病机为风寒湿热之邪痹阻经脉气血，留注关节，久则筋骨受累，损伤肝肾。故在应用骨病所致颈肩腰腿痛的内治法时须确定疾病的性质，明确患者的体质，辨其阴阳、虚实、表里、寒热，分初起、成脓及溃后3期进行治疗。疮疡初起未成脓者宜用内消法，控制毒邪。中期疮已形成，则用托毒透脓之内托法；后期，溃疡毒势已泄，宜用补益之法，生肌长肉，迅速康复。对骨病中的一些杂症则以发汗解表、养阴清热、固涩收敛、镇静安神法施治为主。所以，此类骨病的治疗与损伤性骨病的治疗是截然不同的。该类病症在古代多属杂病范畴，其治疗主要有以下几方面。

（一）解毒法

1. 清热解毒法

本法适用于热毒蕴结筋骨，或内攻营血诸证。其代表方剂如下。

（1）五味消毒饮（《医宗金鉴》）

处方组成及用量见上文。治骨关节感染初期，局部有红肿热痛者。

（2）黄连解毒汤（《外台秘要》引崔氏方）

组方：黄连、黄芩、黄柏、山栀子，酌情用量。

主治：创伤感染、附骨痈疽等。

（3）仙方活命饮（《校注妇人良方》）

组方：炮穿山甲、天花粉、甘草节、乳香、白芷、赤芍、贝母、防风、没药、皂角刺（炒）归尾各3 g，陈皮、金银花各9 g。

主治：骨痈疽初期。

（4）清热凉血汤（《林如高正骨经验》）

组方：槐花、地榆、茜草、泽泻、白术、茯苓、生地各9 g，三七、香砂各3 g。

主治：筋络损伤，伴有便血、尿血者。

（5）清营汤（《温病条辨》）

处方组成及用量见上文。

主治：骨关节感染及温热之邪入营内陷，症见高热烦渴，谵语发斑，舌绛而干者。

（6）犀角地黄汤（《千金方》）

处方组成及用量：见上文。

主治：热入血分，疮疡热毒内攻，吐血、衄血、便血、皮肤瘀斑，高热神昏谵语，烦躁等症。

2. 温阳解毒法

本法适用于阴寒内盛之骨痨或附骨疽。其代表方剂如下。

（1）阳和汤（《外科全生集》）

组方：熟地黄30 g，白芥子6 g，炮姜炭1.5 g，麻黄1.5 g，甘草3 g，肉桂3 g，鹿角胶9 g（烊化）。

主治：一切流痰、附骨疽及脱疽的虚寒证。

（2）消核散（《医宗金鉴》）

组方：海藻90 g，牡蛎、玄参各120 g，糯米240 g，生甘草30 g，红娘子28个。

主治：骨痨、瘰疬等，局部痰凝血阻之癥瘕、肿块。

3. 疏泄解毒法

本法利用利尿、泻下及解毒药物，使毒物迅速排出体外。适用于某些地方性或职业性骨病。其代表方剂如下。

（1）五苓散（《伤寒论》）

组方：猪苓、泽泻、白术各9 g，茯苓15 g，桂枝6 g。

主治：一些工业性骨中毒，用以利尿排毒及急性肾衰的治疗。

（2）解毒利尿汤（《实用中医脊柱病学》经验方）

组方：金钱草 30 g，海金沙 15 g，石韦 15 g，车前子 9 g，琥珀 6 g（冲），牛膝 9 g，土茯苓 30 g。

主治：一些职业性、工业性骨中毒等，有利尿解毒之用。

（3）增液承气汤（《温病条辨》）

组方：玄参 12 g，麦冬 9 g，生地 12 g，大黄 6 g，芒硝 4.5 g。

主治：一些职业性骨病及工业性骨中毒，而见热结阴亏、大便秘结者。

4. 托里排脓法

本法用于骨痈疽脓已成，但排脓不畅或体虚不能托毒外出者。其代表方剂如下。

（1）透脓散（《外科正宗》）

组方：生黄芪 12 g，炮穿山甲 6 g，川芎 6 g，当归 9 g，皂角刺 4.5 g。

主治：痈疽诸毒，脓已成而脓出不畅者。

（2）托里消毒散（《医宗金鉴》）

组方：人参、川芎、当归、白芍、白术、金银花、茯苓、黄芪各 3 g，白芷、皂角刺、甘草、桔梗各 1.5 g。

主治：用于疮疡或骨痈疽等，因正气不足，邪盛而脓毒不易排者。

（3）托里透脓散（《医宗金鉴》）

组方：人参、土白术、穿山甲（炒）白芷各 3 g，升麻、甘草各 1.5 g，当归 6 g，生黄芪 9 g，皂角刺 4.5 g，青皮 1.5 g。

主治：痈疽已成未溃而气血衰弱者。

(二) 活血法

1. 行气活血法

本法适用于各种骨病而见气滞血瘀者。其代表方剂如下。

(1) 理气散瘀汤 (《林如高正骨经验》)

组方：当归尾、续断、生地各9 g，川芎、红花、制陈皮、枳壳、泽兰、槟榔各6 g，甘草3 g。

主治：新伤气逆不顺，瘀阻作痛。

(2) 顺气祛瘀汤 (《林如高正骨经验》)

组方：枳壳6 g，桔梗6 g，陈皮6 g，郁金6 g，槟榔6 g，沉香3 g，木香3 g，半夏6 g，桃仁6 g，白茅根24 g，三七3 g，红花3 g，甘草3 g。

主治：胸胁外伤内有蓄血者。

(3) 血府逐瘀汤 (《医林改错》)

组方：当归9 g，生地黄9 g，桃仁12 g，红花9 g，枳壳6 g，赤芍6 g，柴胡3 g，甘草3 g，桔梗4.5 g，川芎4.5 g，牛膝9 g。

主治：胸部瘀血内阻，血行不畅，经脉闭塞之疼痛。

(4) 少腹逐瘀汤 (《医林改错》)

组方：小茴香 (炒) 7粒，干姜 (炒) 0.6 g，元胡3 g，没药 (研) 6 g，当归9 g，川芎6 g，肉桂3 g，赤芍6 g，蒲黄 (生) 9 g，灵脂 (炒) 6 g。处方组成及用量见上文。

主治：小腹部或少腹部气滞血瘀作痛者。

(5) 膈下逐瘀汤 (《医林改错》)

组方：当归9 g，川芎6 g，赤芍6 g，桃仁9 g，红花9 g，枳壳4.5 g，丹皮6 g，香附3 g，延胡索3 g，乌药6 g，五灵脂9 g，甘草9 g。

主治：腹部损伤，蓄血疼痛。

以上3方行气与活血并重，治腹部蓄血疼痛者。

2. 活血解毒法

本法适用于各种因瘀血与毒邪内聚之恶性骨肿瘤。其代表方剂如下。

(1) 消癌片（《肿瘤的诊断与防治》）

组方：红升丹300 g，田三七600 g，牛黄180 g，黄连150 g，琥珀300 g，陈皮200 g，黄芩150 g，黄柏150 g，水牛角9 g，贝母60 g，山慈菇300 g，桑葚90 g，山药300 g，郁金60 g，甘草60 g，双花90 g，黄芪90 g，蕲蛇60 g，白及300 g。

主治：各种恶性肿瘤。

(2) 蟾酥丸（《肿瘤的诊断与防治》）

组方：蟾酥6 g，轻粉15 g，寒水石3 g，铜绿3 g，乳香3 g，没药3 g，胆矾3 g，蜗牛21个，朱砂9 g，雄黄9 g。

主治：各种恶性肿瘤。

(3) 神农丸（《肿瘤的诊断与防治》）

组方：炙马钱子4份，甘草1份，川芎4份，雄黄2份，炮山甲6份，当归6份，水牛角4份，全蝎4份，蜈蚣4份。

主治：原发或继发性脊柱肿瘤并发下肢瘫痪者。

(4) 琥珀黑龙丹（《外科正宗》）

组方：琥珀30 g，血竭60 g，京墨、五灵脂、昆布、海藻、南星（姜汁炒）各15 g，木香9 g，麝香3 g，金箔（为衣）。

主治：用于各种肿瘤。

(5) 六军丸（《外科正宗》）

组方：蜈蚣（去头足）蝉衣、全蝎、白僵蚕（炒）夜明砂、穿山甲各等份，神曲（糊丸）朱砂（为衣）。

主治：肿块坚硬者。

(三) 通络法

1. 祛邪通络法

此法适用于风寒湿邪侵袭而引起的各种痹痛。其代表方剂如下。

(1) 三痹汤（《妇人良方》）：处方组成及用量见上文。治气血凝滞，手足拘挛，筋骨痿软，风湿痹痛者。

(2) 蠲痹汤（《百一选方》）：处方组成及用量见上文。治风寒乘虚入络而致痹痛者。

2. 舒筋解痉法

本法适用于各种骨病引起的筋肉挛缩者。其代表方剂如下。

(1) 羚羊钩藤汤（《通俗伤寒论》）：处方组成及用量见上文。治感染或头部内伤而高热动风，烦闷躁扰，手足抽搐，神昏痉厥等症。

(2) 镇肝息风汤（《医学衷中参西录》）

组方：怀牛膝、代赭石各 30 g，龙骨、牡蛎、白芍、玄参、天冬各 15 g，川楝子、生麦芽、茵陈蒿各 6 g，甘草 4.5 g。

主治：头晕头痛，目胀耳鸣，四肢抽搐，脚弓反张等症。

(3) 大活络丹（《圣济总录》）

组方：白花蛇、乌梢蛇、草乌、威灵仙、两头尖、天麻、全蝎、首乌、龟甲、麻黄、贯众、炙甘草、羌活、肉桂、藿香、乌药、黄连、熟地、大黄、木香、沉香各 100 份，细辛、赤芍、没药、丁香、乳香、白僵蚕、天南星、青皮、白蔻、骨碎补、安息香、黑附子、黄芩、茯苓、香附、玄参、白术各

50 份，防风 125 份，葛根、虎胫骨（今用狗骨代）、当归各 75 份，血竭、地龙、犀角（今用水牛角代）、麝香、松脂各 25 份，牛黄、龙脑各 7.5 份，人参 150 份。

主治：筋肉挛痛及痿痹等。

3. 温经通络法

本法适用于寒湿之邪阻滞经络而引起的肢节痹痛者。其代表方剂如下。

（1）麻桂温经汤（《伤科补要》）：处方组成及用量见上文。治风寒客注而痹痛者。

（2）骨质增生丸（《中医骨伤科学》载长春中医学附属医院方）

组方：熟地黄 150 kg，鹿衔草、骨碎补、鸡血藤、肉苁蓉、淫羊藿各 10 kg，莱菔子 50 kg。

主治：骨关节退行性病变所引起的疼痛，或风寒湿痹痛。

以上治法，临证时必须灵活变通，但多适用于损伤三期的辩证治疗。

内治药物有汤剂、丹剂、丸剂、散剂等多种，片剂、冲剂、针剂应用也较多。丹剂、丸剂和散剂，取其简便、快捷。内伤或外伤较重而全身症状明显，以及某些损伤的初期，一般多用汤剂，或配合应用散剂或丸剂，以取得更好的疗效。

第二节 药物外治法

药物外治法，在治疗上简便、易行、价廉而效卓，是中医骨伤临床的重要治疗手段。药物外治法的内容丰富，根据剂型及适用方法的不同，大致可以分为敷贴药、搽擦药、熏洗药和热熨药。

一、敷贴法

敷贴法是将药物制剂直接敷贴在患部，使药力直达病所而发挥作用。吴师机在《理瀹骈文》论其功用曰："一是拔，二是截。凡病所结聚之处，拔之则病自出，是深入内陷之患；病所经由之处，截之则邪自断，无妄行传变之虞。"敷贴药常用剂型有药膏、膏药和药粉3种。

（一）药膏

药膏又称敷药或软膏。即用药粉和一些液态物调制成黏稠状膏状物，外敷于患处以达治疗的目的。药膏按其功用可分为以下几类。

1. 活血消肿止痛类

适用于病变早期或急性损伤，肿胀疼痛剧烈以及创伤性关节炎、血友病性关节炎等。其代表方剂如下。

（1）消瘀止痛膏（《现代名中医骨科绝技》）

组方：赤芍100 g，生栀子100 g，生川乌100 g，续断500 g，泽兰500 g，紫荆皮500 g，生南星500 g，白芷500 g。

用法：上药研成极细末过45目筛。取蜂蜜1 000 g，凡士林300 g加热至70 ℃左右搅拌熔化后，待温度降到40 ℃左右加入药粉600 g，逐渐搅拌混合至冷却，装入药罐，密封储藏备用，根据损伤面积的大小，取适量药膏均匀摊在棉垫上，胶布固定，绷带缠绕包扎，1~2天换药次，3次为1疗程。

主治：治骨折筋伤早期，血脉受伤，恶血留滞，壅塞于经脉，局部肿胀疼痛难忍，或伤处红、肿、热、痛者。

（2）定痛膏（《证治准绳》）

组方：芙蓉叶60 g，紫荆皮、独活、天南星、白芷各15 g，共为末，加鲜马蓝菜、墨斗菜各 30 g，杵捣极烂和药末，用生葱汁、老酒炒暖敷患处。若伤处未破而色紫黑者，加草乌、肉桂、高良姜各 9 g，研末姜汁调温敷患处；若紫黑色已退，则以姜汁、鸡蛋清调温敷患处。

主治：跌打损伤，筋伤骨折，瘀血留滞，红肿热痛者。

(3) 双柏膏（散）（《中医伤科学讲义》）

组方：侧柏叶、大黄各 2 份，黄柏、薄荷、泽兰各 1 份，共为细末，用水、蜜、糖、米酒或凡士林调敷皆可。

主治：跌打损伤或疮疡肿毒，症见局部红肿热痛或局部包块形成而无溃疡者。

(4) 消肿散（《林如高正骨经验》）

组方：黄柏、黄连各 60 g，侧柏叶 150 g，透骨草、穿山龙、骨碎补、芙蓉叶、天花粉、紫荆皮、菊花叶各 90 g，煅石膏 240 g，檀香 180 g，共研细末，蜜水各半调敷，每日 1 次，每次 8 h。

主治：损伤初期局部肿痛者。

2. 舒筋接骨类

适用于骨折整复后，位置良好，肿痛消退之中期患者。其代表方剂如下。

(1) 舒筋活络药膏（《中医伤科学讲义》）

组方：赤芍、红花、南星各 1 份，生蒲黄、旋覆花、苏木各 1 份半，生草乌、生川乌、羌活、独活、生半夏、生栀子、生大黄、生木瓜、路路通各 2 份共研细末，饴糖、蜂蜜或凡士林调敷。

主治：跌打损伤肿痛。

(2) 接骨续筋药膏（《中医伤科学讲义》）

组方：自然铜、荆芥、防风、五加皮、皂角、茜草、续断、羌活、独活各 90 g，乳香、没药、桂枝、骨碎补、接骨木、红花、赤芍、活地鳖虫各 60

g、白及、血竭、硼砂、螃蟹木各120 g，共为细末，饴糖、蜂蜜或凡士林调敷。

主治：骨折、筋伤等严重筋骨损伤之中期。

(3) 活血散（《骨伤方剂学》载成都中医学院附属医院方）

组方：乳香、没药、血竭、贝母、香附、甲珠、自然铜、木瓜、独活、羌活、续断、虎骨（今用狗骨代）、川芎各15 g，川乌、草乌、白芷各3 g，麝香1.5 g，当归、紫荆皮24 g，肉桂、木香各6 g，厚朴、小茴香各9 g。若新伤者，用开水调敷；陈伤者，用酒调敷；亦可内服，每30 g活血散泡白酒500 g，1周后可服用，早晚各服10 mL。

主治：扭伤、挫伤、跌打损伤，瘀血肿痛，或久伤不愈，肢体时作疼痛者。

(4) 三色敷药（《中医伤科学讲义》）

组方：紫荆皮（炒黑）、蔓荆子各240 g，全当归、五加皮、木瓜、丹参、羌活、赤芍、白芷、片姜黄、独活、天花粉、怀牛膝、威灵仙、防己、防风、马钱子各60 g，川芎30 g，连翘24 g，甘草18 g，秦艽30 g，共研细末，用蜜或饴糖调敷。

主治：扭伤、挫伤局部肿痛或风寒湿痹痛者。

(5) 外敷接骨散（《刘寿山正骨经验》）

组方：骨碎补、血竭、硼砂、当归、制没药、制乳香、地鳖虫、续断、大黄、自然铜（醋淬7次）各等份，共为细末，酒、蜂蜜或凡士林调敷。

主治：骨折。

(6) 驳骨散（《外伤科学》）

组方：桃仁、黄连、金耳环、川红花各250 g，栀子、生地黄、黄柏、黄芩、防风、甘草、蒲公英、赤芍、自然铜、土鳖各500 g，侧柏、大黄、骨碎补各 1 500 g，当归尾、薄荷、毛麝香、牡丹皮、金银花、透骨消、鸡骨香各 1 000 g，共研细末，水、酒；蜂蜜或凡士林调敷。

主治：跌打损伤、骨折。

3. 温经通络、祛风除湿类

适用于各种痹证，包括损伤日久，复感风寒湿邪以及痿证、关节退行性疾病、阴证肿疡等。其代表方剂如下。

温经通络膏（《中医伤科学讲义》）

组方：乳香、没药、麻黄、马钱子各 250 g，共为细末，饴糖或蜂蜜调敷。

主治：骨、关节筋络损伤，兼有风寒湿外邪者，或寒湿伤筋，或陈伤劳损，骨关节酸痛，筋络不利者。

4. 清热解毒类

适用于伤后感染邪毒，局部红、肿、热、痛者。其代表方剂如下。

（1）金黄膏（《医宗金鉴》）

组方：大黄、姜黄、黄柏、白芷各 2 500 g，制南星、陈皮、苍术、厚朴、甘草各 500 g，天花粉 5 000 g，共研细末，用酒、油、蜜、菊花、金银花露、丝瓜叶或生葱等捣汁调敷，或凡士林 8/10、金黄散 2/10 调敷。

主治：感染阳证，跌打肿痛等。

（2）四黄膏（《中医伤科学》经验方）

组方：黄连、黄柏、黄芩、大黄、乳香、没药各等量共为细末，凡士林调敷。

主治：热毒疮疡。

(3) 五黄膏（《证治准绳》）

组方：黄丹、黄连、黄芩、大黄、黄柏、乳香各等份，共为细末，新水或饴糖调敷。

主治：挫伤热毒肿痛。

(4) 消营退肿膏（《中医伤科学讲义》）

组方：大黄、芙蓉叶各2份，黄芩、黄柏、天花粉、东丹各1份，共为细末，凡士林调敷。

主治：骨折、软组织损伤初期，或疮疡，红肿作痛者。

(5) 芙蓉散（又名玉露散《外伤科学》）

组方：木芙蓉叶适量，研极细末，用水、蜜调煮热敷，或调麻油、菊花露冷敷，亦可用凡士林8份，芙蓉散2份调敷。

主治：创伤并发感染。

(6) 消毒定痛散（《医宗金鉴》）

组方：炒无名异、炒木耳、大黄各15 g，共为细末，蜜调敷患处。

主治：跌仆损伤，局部红肿热痛者。

5. 生肌拔毒长肉类

适用于创伤止血后，创面清洁或感染者骨痈疽、骨痨已破溃，但创面尚未愈合者，其代表方剂如下。

(1) 象皮膏（《疡科纲要》）

组方：真象皮90 g（无真者则驴马剔下之爪甲代之，用量120~150 g）、当归、壮年人发各60 g，大生地、龟甲各120 g，真麻油2 500 g，先煎生地、龟甲、象皮。后入人发、当归，熬枯去渣，入黄蜡、白蜡各180 g，川连汁煅制上炉甘石细末250 g、生石膏细末150 g，文火调匀。摊脱脂棉或油纸上外敷：2日一换，脓水少者，三四日一换。

主治：顽疮，脓水清稀，皮肤湿痒，久不收口者。

（2）生肌玉红膏（《外科正宗》）

组方：当归60 g，白芷15 g，白蜡60 g，轻粉12 g，甘草36 g，紫草6 g，血竭12 g，麻油500 g，将白芷、当归、紫草、甘草入油中浸3日，慢火熬微枯，细绢滤清，再煎油至滚后下整血竭化尽，次下白蜡，微火化开。将膏倾入预放水中的盅内，候片刻，把研细的轻粉放入，搅拌成膏。用时摊炒布上，敷于患处。

主治：痈疽、发背、诸般溃烂等，症见溃疡脓腐不脱，新肌难生。

（3）红油膏（《中医伤科学讲义》）

组方：九一丹（熟石膏9份、升丹1份）10份，东丹1份半，凡士林100份，先将凡士林加热至全部呈液状，然后把两丹药粉调入和匀，用时摊在敷料上敷于患处。

主治：溃疡不敛。

（二）膏药

膏药按功用分为以下几类。

1. 治疗损伤与寒湿类

这类膏药中的药物主要由祛风湿药、活血化瘀药、强筋壮骨药等组成。代表方剂如下。

（1）坚骨壮筋膏（《中医伤科学讲义》）

组方：第一组为骨碎补、续断各90 g，马钱子、白及、硼砂、生川乌、生草乌、牛膝、苏木、杜仲、伸筋草、透骨草各60 g，羌活、独活、红花、泽兰叶各30 g，虎骨（以狗骨代）24 g，香油5 000 g，黄丹2 500 g；第二组为血竭、丁香、白芷、乳香、没药各30 g，肉桂、甘松、细辛各60 g，麝香

1.5 g，冰片 15 g。第一组药，熬成膏药后温烊摊贴。第二组药，共研为细末，临贴时撒于膏药上外贴。

主治：骨折伤筋后期。

(2) 狗皮膏（《中医伤科学讲义》）：成药（组方略），主治陈伤筋骨酸痛，风寒湿痹。

(3) 伤湿宝珍膏（《中医骨伤科学》）：成药（组方略），主治风湿性关节痛及跌打损伤疼痛。

(4) 万灵膏（《医宗金鉴》）

组方：伸筋草、透骨草、紫丁香根、红花、当归（酒洗）、自然铜（醋淬 7 次）、木瓜、血竭、没药各 30 g，川芎 24 g，赤芍 60 g，半两钱（1 枚，醋淬 7 次）15 g，川牛膝、五加皮、石菖蒲、茅山、苍术各 15 g，木香、秦艽、蛇床子、肉桂、川附子、半夏、石斛、草薢、鹿茸各 9 g，虎胫骨（以狗骨代）120 g，麝香 6 g，除血竭、麝香、没药外熬膏药肉后，待药温将血竭、没药、麝香研成的细末掺入搅匀。

主治：跌打损伤，麻木风痰，寒湿疼痛。

(5) 损伤风湿膏（《中医伤科学讲义》）

组方：生川乌、生草乌、生南星、生半夏、当归、黄荆子、紫荆皮、生地、苏木、桃仁、桂枝、僵蚕、青皮、甘松、木瓜、山奈、地龙、乳香各 4 份，没药、羌活、独活、川芎、白芷、苍术、地鳖虫、骨碎补、赤石脂、红花、丹皮、落得打、白芥子各 2 份，细辛 1 份，麻油 320 份，黄铅粉 60 份，用麻油将药浸泡 7~10 天后文火煎熬，至色枯，去渣，再将油熬炼，约 2 h，滴水成珠，离火，将黄铅粉徐徐筛入搅匀成膏，摊用。

主治：陈旧性损伤兼感受风寒湿邪，肢体麻木，筋骨疼痛。

(6) 万应膏（《中医伤科许义》）：成药（略），主治跌打损伤、负重闪腰、筋骨疼痛、胸腹气痛、腹胀寒痛等症。

(7) 化坚膏 (《中医伤科学讲义》)

组方：白芥子、甘遂、地龙肉各2份，威灵仙、急性子、透骨草2份半，麻根、细辛各3份，乌梅肉，生山甲各4份，血余、巴豆、全蝎、防风、生草乌各1份，紫硇砂半份（后入），香油80份，东丹40份，将香油熬药至枯，去渣。炼油滴水成珠时下东丹，将烟搅尽后再下硇砂。

主治：损伤后期软组织硬化或粘连等。

2. 提腐拔毒生肌类

适用于创面溃疡者，一般常在创面另加药粉。这类膏药在颈肩腰腿痛诸病的外治中很少用到，只是在合并有创面皮损时才用到。其代表方剂如下。

太乙膏 (《外科正宗》)

组方：玄参、白芷、当归身、肉桂、赤芍、大黄、生地黄、马钱子各60 g，阿魏9 g，轻粉12 g，柳槐枝各100段，血余30 g，东丹1200 g，乳香15 g，没药9 g，麻油2 500 g，常规熬膏。

主治：一切疮疡已溃或未溃者。

另外，名为太乙膏者尚有《证治准绳》《伤科补要》中二方。前方主要用于拔毒生肌，用于痈疽疔疖；后者主要用于生肌，治伤口不收者。

(三) 药粉

药粉又称药散或掺药，将药物碾成极细的粉末，使用时可直接掺于伤口上或加在敷药或膏药上应用。现在，又有将药粉直接敷于某些特定穴位，如神阙穴、命门穴及足少阴肾经、足少阳胆经的某些穴位，通过皮肤穴位的直接吸收作用。使药力通达病所，以发挥强筋壮骨，行气活血化瘀的作用。药粉按功能可分为如下几类。

1. 止血收口类

适用于一般创伤出血。其代表方剂如下。

(1) 桃花散（《外科正宗》）

组方：白石灰 250 g，大黄 45 g。二药同炒，石灰变红色为度。去大黄，筛细备用（近代将大黄煎汁，泼入白石灰内再炒，以石灰变红为度）。

主治：创伤出血，有止血之功。

(2) 花蕊石（《和剂局方》）

组方：硫黄 120 g，花蕊石 30 g。二药和匀，放入瓦罐内煅，研为细末，外用。

主治：一切金刃损伤、跌仆损伤、猫狗咬伤所致出血。亦可内服，每服 3 g，童便调下。

(3) 止血散（《刘涓子鬼遗方》）

组方：乌樟根 90 g，白芷、当归、川芎、干地黄（蒸焙）、续断各 30 g，鹿茸 0.6 g，捣筛令匀。

主治：金疮出血。

(4) 如圣金刀散（《外科正宗》）

组方：松香 210 g，枯矾、生矾各 45 g，共为细末。

主治：各种创伤出血。

(5) 云南白药（《跌打骨科学》）：成药（组成略）。此药外敷治红肿疮毒及创伤出血。亦可内服，治跌打损伤及出血，毒疮初起。

2. 祛腐拔毒类

(1) 九一丹（《医宗金鉴》）

组方：熟石膏 9 份，黄灵药（即升丹）1 份。

主治：疮疡溃后不收。

此方名是以熟石膏和升丹的用量比例来命名的。因而把二者用量的比例改变，则此药名按变化的比例改为八二丹、七三丹、五五丹等。升丹比例越大，则其腐蚀力越强。

(2) 红升丹（《医宗金鉴》）

组方：朱砂15 g，雄黄15 g，水银30 g，火硝120 g，白矾30 g，皂矾18 g。外敷或制成药条插入深部脓肿引流。

主治：一切疮疡溃后，疮口坚硬、肉暗紫黑者。

(3) 白降丹（《医宗金鉴》）

组方：朱砂、雄黄各6 g，水银30 g，硼砂15 g，火硝、食盐、白矾、皂矾各45 g。外用方法同红升丹。

主治：疮痈溃后不收之症。

红升丹和白降丹，相差食盐、硼砂二味，均有祛腐拔毒生肌之功，用治疮疡溃后不收，但红升丹的腐蚀效力较白降丹稍差，不作破疮溃脓之用；白降丹腐蚀力较红升丹强，既可用于痈疽发背，一切疔毒初起成脓者，又可用于痈疽腐烂溃后，故称白降丹为"夺命之灵丹"。

上述二药在应用时，应注意保护健康组织，以免损伤引起疼痛；亦应注意使用时间，防止汞中毒。

(4) 千金散（《中医外科学》）

组方：煅白砒6 g，制乳香、制没药、轻粉、飞朱砂、赤石脂、炒五倍子、煅雄黄、醋制蛇含石各15 g。

主治：一切恶疮顽肉腐不脱者，外敷或制药条插入瘘管内。此药可用于升丹类过敏者。

3. 生肌长肉类

适用于脓水稀薄，新肉难长的疮面。也可和祛腐拔毒类散剂掺合在一起应用，具有促进新肉生长，疮面收敛，创口愈合的作用。其代表方剂如下。

生肌八宝丹（《中医伤科学讲义》）

组方：煅石膏、赤石脂、轻粉 3 份，东丹、龙骨、血竭、乳香、没药各 1 份。

主治：各种创口，有生肌收口之功。

4. 温经散寒类

适用于损伤后期，局部寒湿侵袭，气血凝聚疼痛者。此类方药具有温经活血，散风逐寒的作用，亦可作为一切阴证的掺药。其代表方剂如下。

（1）丁桂散（《中医伤科学讲义》）

组方：丁香、肉桂各等份，共研细末，加在膏药上，烘热后贴患处。

主治：有祛风散寒，温经通络之功，用于阴证肿疡疼痛。

（2）桂麝散（《药奁启秘》）

组方：麻黄、细辛各 15 g，肉桂、丁香各 30 g，皂角 9 g，生半夏、天南星各 24 g，麝香 0.9 g，冰片 1.2 g，共研细末。

主治：阴疽、流注等疮疡未溃者。

5. 活血止痛类

（1）四生散（《太平惠民和剂局方》）

组方：生半夏 210 g，生川乌 15 g，生南星 90 g，生白附子 60 g，共为细末，蜜、醋调敷皆可。

主治：跌打损伤。

(2) 川筠散(《中医骨伤科学》)

组方：川乌、草乌、南星、吴茱萸、桂枝、麻黄、苍术、羌活、细辛、白芷、紫苏、生半夏、白及、炮姜、白附子（原书未注明用量）。适当比例共为细末，温水调敷患处。

主治：陈旧性损伤急性发作或新伤更兼夹风寒湿者。

二、搽擦法

搽擦法始见于《素问·血气形志篇》："经络不通，病生于不仁，治之以按摩醪药。"醪药是配合按摩而涂擦的药酒，搽擦药可直接涂擦于伤处，或在施行理筋手法时配合推擦等手法使用。搽擦药主要有酒剂、油膏与油剂两大类。

(一) 酒剂

酒剂又称外用药酒或伤药水，是用药与白酒、醋浸制而成，一般酒醋之比为8:2，也有单用酒浸或乙醇浸泡的。常用的有活血酒、伤筋药水、息伤乐酊、正骨水等，具有活血止痛，舒筋活络，追风祛寒的作用。

1. 活血酒(《中医正骨经验概述》)

组方：乳香、没药、血竭、羌活、生香附、甲珠、煅自然铜、独活、续断、狗骨、川芎、木瓜各15 g，贝母、厚朴、小茴香（炒）肉桂各9 g，木香6 g，制川乌、制草乌各3 g，白芷、紫荆皮、当归各24 g，麝香1.5 g，共研细末，每15 g药放入白酒500 mL中，浸7~10天即成。

主治：陈旧性损伤，寒湿偏盛之腰腿痛。

2. 活络水（《中医骨伤科学》）

组方：牛膝、红花、当归、续断、生川乌、生草乌、木瓜、五加皮、三棱、骨碎补、伸筋草、樟脑、薄荷脑适当用量（原方无量），70%酒精1 500 mL，浸泡密封1个月。用时擦患处，每天2~3次。

主治：跌打损伤及风湿痹痛者。

3. 舒筋止痛水（《林如高正骨经验》）

组方：三七粉18 g，三棱18 g，金银花30 g，生草乌12 g，生川乌12 g，归尾18 g，樟脑30 g，五加皮12 g，木瓜12 g，怀牛膝12 g，70%酒精1 500 mL或高粱酒1 000 mL，密封1个月后备用，外擦患处。

主治：跌打损伤局部肿痛。

（二）油膏与油剂

用香油把药物煎熬去渣后制成油剂或加黄蜡、白蜡收膏炼制而成油膏。具有温经通络、消散瘀血的作用。适用于关节筋络寒湿冷痛等症。也可配合手法练功前后做局部搽擦。常用的方剂如下。

1. 活络油膏（《中医伤科学讲义》）

组方：红花、没药、白芷、紫草、栀子、甘草、刘寄奴、丹皮、梅片、制乳香、露蜂房各60 g，当归、生地各240 g，钩藤120 g，白附子、黄药子各30 g，大黄120 g，白药子130 g，麻油4.5 kg，用文火将药炸透存性，过滤去法，再入锅内武火煎熬，放入黄培1.5 kg，梅片60 g，用木棍调匀备用。

主治：损伤后期软组织硬化或粘连。

2. 伤油膏（《中医伤科学讲义》）

组方：血竭60 g，金银花、乳香、没药、儿茶、冰片各6 g，琥珀3 g，香油1.5 kg，黄蜡适量，除冰片、香油、黄蜡外，共为细末，后入冰片再研，将药末溶化于炼过的油内，再入黄蜡收膏。

主治：具有润滑的作用，多用于施行理伤手法时，涂擦在患处。

三、熏洗湿敷法

（一）热敷熏洗

热敷熏洗是伤科临床比较常用的一种外用药物治疗法，古称之为"淋拓""淋渫""淋洗"或"淋浴"，将药物置于锅或盆中加水煮沸后，先用热气熏蒸患处，候水温稍减后用药水浸洗患处的一种方法。具有舒松关节筋络、疏导腠理、流通气血、活血止痛的作用，适用于关节强直拘挛、疼痛麻木或损伤兼夹风湿者，多用于四肢关节，对腰背部也可酌情应用。

新伤瘀血积聚者，用散瘀和伤汤、海桐皮汤、舒筋活血洗方，陈伤风湿冷痛及瘀血已初步消散者，用八仙逍遥汤、上肢损伤洗方、下肢损伤洗方等。每贴药可熏洗数次，如药液因蒸发而浓缩减少，可酌情加适量水再煮沸熏洗。代表方剂如下。

1. 散瘀和伤汤（《医宗金鉴》）

组方：马钱子（油炸去毛）、红花、生半夏各15 g，骨碎补、甘草各9 g，葱须30 g，醋60 g，先用水煎药，沸后加醋再煎。

主治：跌打损伤，瘀血积聚，肿痛剧痛。

2. 海桐皮汤（《医宗金鉴》）

组方：海桐皮、透骨草、乳香、没药各6 g，当归（酒洗）4.5 g，川椒9 g，川芎、红花各3 g，威灵仙、白芷、甘草、防风各2.4 g。

主治：跌打损伤，筋翻骨错，疼痛不止。

3. 舒筋活血洗方（《中医伤科学讲义》）

组方：伸筋草、海桐皮、秦艽、独活、当归、钩藤各9 g，乳香、没药、川红花各6 g。

主治：损伤后筋络挛缩疼痛。

4. 八仙逍遥汤（《医宗金鉴》）

组方：防风、荆芥、甘草各3 g，当归（酒洗）黄柏各6 g，苍术、牡丹皮、川椒各9 g，苦参15 g，装布袋内，扎口，水煎。

主治：跌仆损伤，肿硬疼痛及风湿，筋骨血肉肢体酸痛诸症。

5. 上肢损伤洗方（《中医伤科学讲义》）

组方：伸筋草、透骨草15 g，荆齐15 g，防风9 g，红花9 g，千年健12 g，刘寄奴9 g，桂枝12 g，苏木9 g，川芎9 g，威灵仙9 g。

主治：用于上肢骨折、脱位、扭挫伤后筋络挛缩酸痛。

6. 下肢损伤洗方（《中医伤科学讲义》）

组方：伸筋草15 g，透骨草15 g，五加皮12 g，三棱12 g，秦艽12 g，海桐皮12 g，莪术12 g，牛膝10 g，红花10 g，木瓜10 g，苏木10 g。

主治：下肢损伤挛痛者。

7. 旧伤洗方（《林正高正骨经验》）

组方：生草乌、生川乌、三棱、莪术、泽兰、肉桂、当归尾、桃仁、红花、乌药各9 g，羌活、独活、牛膝各15 g，水煎后加醋45 g洗用。

主治：久伤蓄麻作痛。

（二）湿敷洗涤

在《外科精义》中有"其在四肢者，溻渍之，其在腰背者淋射之，其在下部者浴溃之"的记载，多用于创伤，使用方法是用脱脂棉蘸药水溃其患处。现在临床上一般把药制成水溶液，供患者使用，常用的有甘葱煎水、野菊花煎水、2%~20%黄柏溶液，以及蒲公英、金银花等鲜药煎汁，以达清热、解毒、活血、祛瘀之功效。

四、热熨药

热熨法是一种热疗的方法，《普济方·折伤门》中记载"凡伤折者，有轻重浅深久新之异，治法亦有服食淋熨贴爁之殊"之说，是选用温经祛寒、行气活血止痛的药物，加热后用布包裹，热熨患处，借助其热能作用于局部，或循经通达五脏六腑，以发挥治疗各种伤筋病症，主要适用于不易外洗的腰背躯体之新伤、陈伤。主要分以下几种。

（一）坎离砂

又称风寒砂。用铁砂加热后与醋水煎成的药汁搅拌后制成，临用时加醋少许拌匀置布袋中，数分钟内会自然发热，热熨患处，适用于陈伤兼有风湿证。现代制剂经工艺改良，接触空气即能自然发热，使用更为方便，如止痛热敷灵，只需将纸袋一面用针刺数十个小孔与空气接触，即可使其自然发热，甚为方便。

（二）熨药

俗称"腾"药。将药置于布袋中，扎好袋口放在锅中蒸汽加热后熨患处，一般 45~50 ℃ 最好，注意勿发生烫伤。适用于各种寒湿肿痛证，能舒筋活络，消瘀退肿。常用的有正骨烫药、热敷散等。代表方剂如下。

1. 正骨烫药（《中医伤科学讲义》）

组方：当归、羌活、红花、白芷、乳香、没药、骨碎补、续断、防风、木瓜、川椒、透骨草各 12 g。

主治：新、旧伤肿痛。

2. 热敷散（陕西中医学院附属医院经验方）

组方：刘寄奴 12 g，独活 12 g，防风 12 g，秦艽 12 g，红花 9 g，艾叶 9 g，桑枝 30 g，赤芍 15 g，花椒 9 g，川芎 9 g，草乌 9 g，生姜 30 g，栀子 9 g，五加皮 15 g，大葱 3 根，透骨草 12 g。用食醋将药拌湿，用纱布包裹，蒸热后热熨患处，亦可煎汤外洗患处，以不烫伤皮肤为度，敷于患处，每日 2 次，每次 20 min。

主治：四肢关节，风湿疼痛。

3. 青囊散（《实用颈背腰痛中医治疗学》）

组方：当归、草红花、骨碎补、防风、制乳香、制没药、木瓜、川椒、白芷、透骨草、羌活、独活、续断、怀牛膝、马钱子、干茄根各 20 g，大青盐 100 g，上药研粗末（10~20 目），用 60 度白酒约 60 g 与药末拌匀后，分 3 份，用青麻布袋盛装。用时放蒸笼蒸半小时，取其中一袋热敷于患处。若烫甚，先用柳枝隔开皮肤，可耐受时接触皮肤。3 个青囊轮番使用，每次 1 h。每日 2 次，连续使用 1 周后，即弃此囊。如需第 2 疗程，隔 5、7 日再依上法制用。

主治：各种原因所致的腰痛，唯新伤者 24 h 内毋用。

(三) 其他

如用粗盐、黄沙、米糠、吴茱萸等炒热后装入布袋中热敷患处,也有用葱姜豉盐炒热,布包掩脐上。这些方法,简便有效,经济实用,适用于风寒湿型筋骨痹痛等症。

上述不同剂型的外用药,又可以分为清热解毒、止血收口、消瘀止痛、舒筋活络、接骨续筋、温通经络和拔毒生肌等7类。其中清热解毒法适用于跌打损伤和疮疡肿毒初起红肿热痛明显者;止血收口法适用于跌打损伤和刀伤出血急迫,需及时止血者;消瘀止痛法适用于跌打损伤瘀血肿痛早中期,或风湿瘀阻痹痛者;舒筋活络法适用于跌打损伤中期或风湿痹痛者;接骨续筋法适用于跌打损伤中期筋骨未坚,气血欠旺者;温经通络法适用于陈伤久瘀,风湿留滞经络者;拔毒生肌法适用于疮疡肿毒或创面渗血、疮口久而不收、腐肉不去、新肌不生、脓水不断等症。

此外,外用药的使用,亦需在辩证的基础上立法选方用药,才能取得预期的疗效。外用剂的特点是既可单独使用,亦可与内服药配合使用,内外兼治,局部与整体结合,提高治疗效果。对于病情较轻、病程较长、病势较缓的局部病灶,可单独使用治疗。在外用剂中,有一些少数方剂可以内服,但大多数方剂含有毒性药物,不可内服,以免中毒。即使是在外用过程中,亦应注意使用方式和时间,防止通过肌肤吸收过量的药毒,发生意外。若出现过敏,应立即停止使用,一般停药后,过敏反应多数能自愈,如有必要,应做相应的抗过敏治疗。

第三节 推拿治疗

推拿是指医者使用双手在患者体表特定的部位或穴位上施以各种不同的手法,以调节机体的生理、病理状态,从而达到治疗疾病目的的一种方法。

一、推拿的作用途径

推拿是通过手法所产生的动力,以及其他可能的人体生物信息(如生物电、磁、远红外辐射等),对穴位、经筋、皮部形成一种良性刺激,并通过人体经络系统,使机体产生局部性的和整体性的生理效应,从而达到治疗作用。

(一)生物力学途径

推拿手法种类繁多,但不论是何种手法,其最基本的作用方式是它的生物力学效应。手法力作用于机体,产生的生物力学作用大致有3类:一是运动关节类手法。通过对患者肢体施加有目的的牵拉、扭转、屈曲及杠杆等作用力,可纠正骨折、关节脱臼、关节错位、肌腱滑脱等解剖位置的异常;二是松解组织的粘连,并可使肌腱感受器兴奋而消除肌肉痉挛;三是可使局部组织变形,促进组织液从高压区流向低压区,当撤去手法力之后,组织又可恢复初始状态。节律性轻重交替的手法力变化,可促进组织内的物质运动,使细胞器内外、毛细血管内外物质交换增加,静脉回流和淋巴液流动加速。

(二)生物场途径

推拿治疗时,由于医生的精、气、神专注于操作部位,生物场输出明显增加,而病人的生物场一般均呈低下状态。医生生物场输出的种种物理信息与病人的生物场可发生相互作用，纠正病人生物场的紊乱状态，而使疾病趋于好转。

（三）生物学作用

手法力作用于人体体表，能转化为生物能，并可引起触觉感受器、压觉感受器、痛觉感受器以及深部组织牵拉感受器的兴奋，这些感觉冲动又通过复杂的神经反射途径，引起一系列的功能改变。此外，手法的节律性振动，可降低胶质物质的黏稠性，增加原生质的流动性，提高酶的生物活性，从而促进机体新陈代谢的进行。

（四）由经络系统介导的调整途径

经络由经脉和络脉组成：经脉可深入体腔连属脏腑，也可浅出体表联系十二经筋、十二皮部和三百六十五节，构成了极其复杂的通路。经络系统不仅在空间分布上是极其广泛的，而且在生理功能上也是极其复杂的，包括营养代谢、信息传递、防卫免疫和协调平衡等。犹如生物体内部的自动控制系统，在正常状态下保持着机体内部的有序性，当这种有序性出现紊乱的时候，人体就要产生疾病。来自穴位、经筋、皮部的外界刺激信号可继发经络系统的调整功能，其总的趋势是使机体各部活动协调一致，并保持个体同环境的平衡统一。

二、推拿治疗部位的选择

推拿治疗部位的选择是推拿治病的特点，直接影响着推拿的治疗效果。推拿治疗时应寻找疾病的体表反应点或区域。中医学认为人体是一个有机的整体，各个脏器通过经络系统有机地结合起来。疾病的发生通过经络系统反应于体表。因此体表病理性反应点或区域是推拿治疗的关键。治疗时除了辩证循经取穴外,病理反应点或区域是推拿治疗过程中重要的选择部位。病理性反应点或区域表现如下。

(一) 敏感区域

轻压穴位,病人即觉痛、麻、胀,痛、麻,有时可循经传导若干部位和一定距离,有时是一个较大的区域。痛、麻、胀主要出现在有关器官功能低下或软组织损伤时。

(二) 周围组织松弛、凹陷或坚硬

松弛与凹陷常出现在脏器虚弱患者。而隆起或坚硬常出现在软组织慢性劳损处。

(三) 穴位及皮下出现反应物

穴位及皮下出现结节或条索状物,称为反应物。结节形状多为梭形、圆形、椭圆形、小麦粒形、偏平或串珠状。条索状物一般长 2~3 cm,个别达 4 cm,横径约 0.15~0.3 cm。反应物多数质硬、少数较软,病轻时只隐约可觉,大的结节一般较软,可有移动性。小结节与条索物一般不可移动。

以上 3 种表现,在同一穴位上可能单独出现。对于软组织疾病,病理反应点或区域往往是其病因和治疗点。

三、推拿治疗疾病的适应证、禁忌证和注意事项

(一) 推拿治疗疾病的适应证

推拿对软组织病变和部分椎管内病变引起的颈腰背痛具有良好的疗效,

其中对颈背肩胛部软组织病变、颈椎小关节损害（伤）颈椎病、颈臂痛综合征、颈性眩晕、肩周炎、肱骨外髁炎、肋软骨错位（岔气）、腰部软组织病变、腰椎小关节损伤、腰椎间盘突出症、骶髂关节错位、臀部软组织病变、股内收肌损伤、髋下脂肪垫劳损、足跟痛等病症均有独特的效果。

（二）推拿治疗疾病的禁忌证

一般说来，推拿副作用较少，因而很受患者欢迎。但对年老体弱者和孕妇应禁用或慎用推拿治疗。尤其对老年性骨质疏松、高血压患者和妊娠3个月左右的孕妇应绝对禁用手法。疑有或已确诊为软组织肿瘤、骨关节结核、骨髓炎或其他某些疾病，如血友病、类风湿关节炎的活动期应绝对禁用手法。创伤局部有炎症、皮肤有开放性伤口、肌腱或韧带有大部或已完全断裂亦应绝对禁用手法。精神病患者不适宜用推拿治疗。

（三）推拿治疗疾病的注意事项

（1）推拿医师应掌握中医学基本理论和熟练掌握基本的推拿手法技巧，了解推拿在治疗颈肩腰腿痛应用中的适应证和禁忌证，并能将其正确地应用于临床。

（2）在施行手法之前必须充分了解病情，明确诊断，并制订出具体的治疗方案。其中包括手法的先后次序，力量的大小和时间以及助手的体位和患者的适当体位等。

（3）在施行手法时，应先洗手。除病人面部以外，在操作部位最好盖上治疗巾，在巾外做手法操作。初次治疗，手法宜轻宜柔，年高体弱者尽可能采用卧位。施术时，医师应全神贯注，意到手到。手法要由轻到重，缓中有力，外柔内刚，刚柔相济，繁简适中。动作忌粗暴，"法之所施，使患者不知其苦，方称为手法也"（《医宗金鉴·正骨心法要旨》）。其强度一般应以病人诉说有舒痛感、发热感、缓痛感、松快感为度，若发现有头晕、面色苍白、出冷汗和恶心、呕吐等、应立即停止手法操作，将病人平卧并适当放低头部。

（4）推拿医师要保持个人卫生与清洁，尤其是手的清洁卫生，常修剪指甲，不戴装饰物品，如戒指等，冬季应使手温暖后再接触患者肌肤施术。

（5）推拿使用的治疗巾要保持清洁，尤其是使用直接接触患者皮肤的治疗巾应尽量做到一人一巾，做好治疗巾的清洁和消毒准备工作。

（6）施术间隔时间及疗程的长短需根据不同的疾病，由医生选择确定。

（7）恪守医德。推拿医师给异性患者做推拿治疗时，应尽量避免接触患者的性器官，如确有必要接触时，应事先征得患者同意，在患者有了充分的思想准备，并有其亲属或与其同性的其他医护人员在场的情况下方能施术，避免发生纠纷。

第四节 练功疗法

练功疗法即功能锻炼，它是使肢体自主运动以达到治疗和预防某些疾病的一种方法。临床实践证明，功能锻炼对于治疗颈肩腰腿痛有良好的疗效，能推动气血流通，舒通经络，调节整个机体的功能，加速祛瘀生新、促进肢体肿胀的吸收，并能防止肌肉萎缩，关节僵硬，有利于肢体的功能恢复。功能锻炼不仅仅是一种辅助疗法，而且是软组织损伤中一种不可缺少的治疗措施，在临床上应与手法和药物治疗同样居于重要地位。

一、练功疗法分类

（一）按照锻炼的部位分类

1. 局部锻炼

指导患者进行伤肢主动活动，使功能尽快恢复防止组织粘连，关节僵硬，肌肉萎缩。如肩关节受伤练习耸肩、上肢前后摆动、握拳等，下肢损伤练习踝关节背伸、跖屈，以及股四头肌舒缩活动、膝关节伸屈活动等。

2. 全身锻炼

指导患者进行全身锻炼，可使气血运行，脏腑功能尽快恢复。全身功能锻炼不但可以防病治病，而且还能弥补方药之不及。全身锻炼可以提高内脏器官功能，改善病理生理过程，恢复和增进运动器官的功能，使中枢神经系统处于动员状态，加速消除创伤所形成的局部病理现象，增强机体代偿能力，促使患者恢复劳动能力。

（二）按有无辅助器械分类

1. 有器械锻炼

采用器械进行锻炼，主要是加强伤肢力量，弥补徒手不足，或利用其杠杆作用，或用健侧带动患侧。

2. 无器械锻炼

不应用任何器械，依靠自身机体做练功活动，这种方法锻炼方便，随时可用，简单有效，通常有太极拳、八段锦等。

二、练功疗法作用机制

练功疗法治疗骨关节以及软组织损伤,对提高疗效、减少后遗症有着重要的意义。临床经验总结证实练功疗法是治疗颈肩腰腿痛不可缺少的治疗手段。骨伤科各部位练功法,既有加强局部肢体关节的活动功能,又有促进全身气血运行增强体力的功效。

(一) 活血化瘀消肿止痛

由于损伤后瘀血凝滞,络道不通而导致疼痛肿胀。局部锻炼与全身锻炼有促进血液循环、活血化瘀的作用,通则不痛可达到消肿定痛的目的。

(二) 濡养患肢关节经络

损伤后期及肌筋劳损,局部气血不充,筋失所养,酸痛麻木。练功后血行通畅,化瘀生新,舒筋活络,筋络得到濡养,关节滑利,伸屈自如。

(三) 促进骨折迅速愈合

功能锻炼后既能活血化瘀,又能生新,既能改善气血之道不得宣通的状态,又有利于续骨。在夹板固定下功能锻炼,不仅能保持良好的骨位,而且还可使骨折的轻度残余移位逐渐得到矫正,使骨折愈合与功能恢复同时并进,缩短疗程。

(四) 防止筋肉萎缩

骨折或者较严重伤筋可导致肢体废用,所以对骨折、扭伤、劳损、筋伤及不完全断裂,都应积极进行功能锻炼,使筋伤修复快、愈合坚、功能好,减轻或防止筋肉萎缩。

（五）避免关节粘连和骨质疏松

关节粘连、僵硬强直以及骨质疏松的原因是多方面的，但其主要的原因是患肢长期的固定和缺乏活动锻炼，所以积极、合理地进行功能锻炼可以促使气血通畅，避免关节粘连，僵硬强直和骨质疏松，是保护关节功能的有效措施。

（六）扶正祛邪

局部损伤能影响致全身气血虚损，《正体类要·序》说："肢体损于外，则气血伤于内"，气血、营卫和脏腑不和，容易导致风寒湿外邪乘虚侵袭。通过练功能调节整个机体功能，促使气血充盈，肝血肾精旺盛，筋骨劲强，关节滑利，扶正祛邪，有利于损伤和整个机体的全面恢复。

三、练功注意事项

（1）确定练功内容和运功强度，制定锻炼计划，首先应辨明病情，估计预后，应因人而异，因病而异，根据伤病的病理特点，在医护人员指导下选择各个时期适宜的练功方法，尤其对骨折患者更应分期、分部位对待。

（2）正确指导患者练功，是取得良好疗效的一个重要环节。将练功的目的、意义及必要性对患者进行解释，可使患者乐于接受，充分发挥其主观能动性，加强其练功的信心和耐心，从自觉地进行积极的锻炼。

（3）严格掌握循序渐进的原则，防止加重损伤和出现偏差。练功时动作应逐渐增加次数，由少到多，动作幅度由小到大，锻炼时间由短到长。

（4）定期复查不仅可以了解患者病情和功能恢复的情况，还可随时调整练功内容和运动量,修订锻炼计划。

(5) 练功时应思想集中,全神贯注,动作缓而慢。练功次数,一般每日2~3次。练功过程中,对骨折、筋伤患者,可配合热敷、熏洗、搓擦等外用药加或理疗等方法。另外,练功过程中,要顺应四时气候的变化,注意保暖。

四、练功常用运动方式

根据损伤部位及其性质的不同,在进行功能锻炼时,所采取的运动方式也不完全一样,但无论用什么样的运动形式,都必须强调在医者的正确指导下进行自主性功能锻炼,切忌粗暴、强硬的被动活动,练功常用运动方式介绍如下。

(一) 颈部

锻炼时可采取站立位或正坐位。站立时两足分开与肩等宽,两手叉腰;正坐位时两手叉腰即可。

(1) 与项争力势:即颈部屈伸,在练习前先进行深呼吸,在呼气时头后伸看天,使前额尽量保持最高位置,然后吸气,使颈部还原,再头前屈看地,尽量紧贴前胸,然后还原(图3-1)。

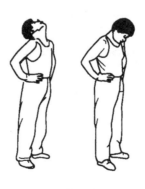

图3-1　与项争力势

（2）哪吒探海势：即颈部前下伸展，在深吸气时头颈伸向左前下方，双目注视左前下方，呼气时头颈还原，然后深吸气头颅伸向右前下方，双目注视右前下方。伸颈时应使颈部尽量保持伸长位置（图3-2）。

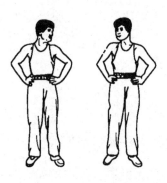

图3-2　哪吒探海势

（3）犀牛望月势：即颈部后上伸展，深吸气时头颅向左后上方尽量旋转，双目视左后上方，呼气时头颅还原，然后深吸气再使头颅转向右后上方，方法同前（图3-3）。

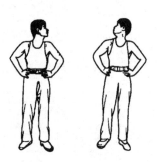

图3-3　犀牛望月势

（4）金狮摇头势：即旋转颈部，头颈先向左环绕1周，再向右环绕1周，反复6~7次（图3-4）。

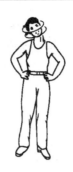

图 3-4 金狮摇头势

（二）肩、肘部

肩关节活动范围广泛，受伤机会也多，一旦遭受损伤或炎症侵袭易发生粘连致关节僵硬。肘关节易受损伤，如处理不当，则关节功能发生障碍。故肩与肘受伤后，必需早期加强功能锻炼，这对恢复关节功能活动极为重要。

（1）顺水推舟势：即前后伸推，站立位，双手握拳，拳心向上置于胁下。然后手变立掌，掌心朝外，向正前方推出，双手交替进行（图3-5）。

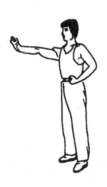

图 3-5 顺水推舟势

（2）车轮环转势：即肩臂旋转，两足分开比肩稍宽站立，一手叉腰，另一手握拳作肩部环转运动。先向前环转多次，再向后环转多次（图3-6）。

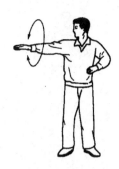

图 3-6 车轮环转势

(3) 大鹏展翅势：即双肩扩展，站立位，两手各指交叉，放于枕后，使两肘尽量内收，然后再尽量外展（图 3-7）。

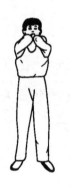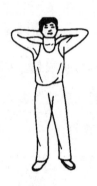

图 3-7 大鹏展翅势

(4) 蝎子爬墙势：即手指爬墙法，两足分开，面对墙壁双手五指扶在墙上，微微向上伸，使上肢高举，然后再缓缓放下。

(三) 腰、髋部

主要适应腰、髋部软组织损伤以及腰椎骨折恢复期的锻炼，在临床上应按不同的病症选择不同的方法指导患者锻炼。

(1) 风摆荷叶势：即腰部前屈后伸和侧屈，两足微开站立，两手叉腰使躯干前屈后伸活动，幅度由小到大，活动时腰肌要放松。然后做左右侧屈活动，活动幅度由小到大，至最大限度为止，活动时腰肌也要放松（图 3-8）。

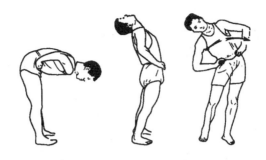

图 3-8 风摆荷叶势

（2）浪里荡舟势：即腰部回旋，两足分开比肩稍宽，两手叉腰。作腰部环转运动，先向左环转 1 周，再向右环转 1 周，范围由小到大，速度由慢到快（图 3-9）。

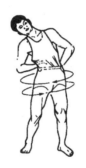

图 3-9 浪里荡舟势

（3）两手攀足势：即仰卧起坐法，仰卧位两手向上逐渐坐起，两手向前触摸足尖，反复练习 7~8 次（图 3-10）。

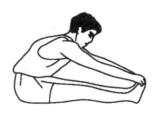

图 3-10 两手攀足势

（4）鲤鱼打挺势：为背肌练习法，俯卧位，两腿伸直，两手贴在身侧，同时抬头后伸，双下肢直腿后伸，使腰部尽量后伸（图 3-11）。

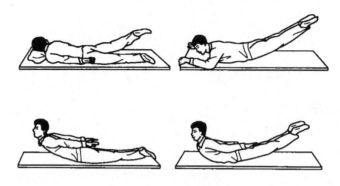

图 3-11 鲤鱼打挺势

(5) 摇椅活动法：仰卧位，两侧髋膝屈曲两臂环抱双腿，先练髋部伸屈活动，伸的限度以髋伸直范围为标准，屈的限度以双侧大腿前侧完全贴胸壁为宜，最后抱住双腿使背部做摇椅式活动（图 3-12）。

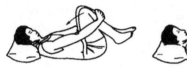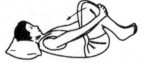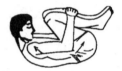

图 3-12 摇椅活动法

(四) 膝、踝部

(1) 蹬空增力势：即蹬空练习，仰卧位、先做踝关节屈伸活动，然后屈膝，屈髋用力向斜上方进行蹬足动作（图 3-13）。

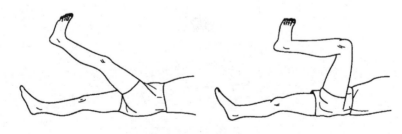

图 3-13 蹬空增力势

(2) 坠举千力势：即直腿抬高，仰卧位，两腿伸直，伤肢做直腿抬高动作，然后放下，反复活动，也可在踝部加 0.5~1 kg 的重量后练习（图 3-14）。

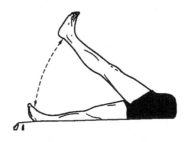

图 3-14 坠举千力势

(3) 白鹤摇膝势：即转摇膝法，站立位两膝并拢半屈曲，双手扶在膝上，作膝部环转动作（图 3-15）。

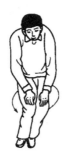

图 3-15 白鹤摇膝势

第五节 物理疗法

物理疗法（简称理疗）有悠久的历史，3 000 多年前我国已有矿泉应用的记载。公元前 2 世纪，按摩、水疗法在我国已成为重要的医疗手段。18 世纪西方开始有静电疗法，19 世纪直流电、感应电被用于诊断和治疗上，19 世纪末开展了达松伐电疗法。20 世纪以来，中波、短波和超短波疗法相继开展，并扩大了应用范围。到 20 世纪 70 年代，磁疗法、激光疗法、射频疗法等发展很快，并扩大了理疗的适应证，提高了理疗效果。近年来生物反馈疗法也逐步推广。

一、理疗的应用范围

(一) 预防

许多种物理因素应用于健康人,可以增强抵抗力,预防某些疾病,如紫外线照射可以增强对流感等的抵抗力和预防软骨病等,电疗法、体育疗法可防止术后粘连。

(二) 治疗

1. 消炎

无论是肌肉、关节、皮肤、黏膜、神经、韧带、器官和内脏的急慢性炎症,理疗都可促进其吸收消散。按炎症的性质,可分别选用各种疗法。急性化脓性炎症可选用微波疗法、激光疗法、超声波疗法、超短波疗法、紫外线法等,非化脓性炎症还可选用磁疗法、短波疗法等。慢性炎症及多发性或全身性炎症,可用电水浴疗法、水疗法、温泉疗法、全身光疗法、磁疗法。对局部炎症除上述疗法外,尚可用蜡疗法、红外线疗法及高频电疗法等。

2. 镇痛

主要对神经、关节、肌肉疼痛以及内脏的痉挛性疼痛。根据疼痛的部位和性质,主要选用磁疗法、脉冲中频电疗法、干扰电疗法、超刺激电流疗法、紫外线疗法、间动电疗法、超短波疗法、微波疗法、激光疗法等。对于痉挛性疼痛可选用红外线、蜡疗等引起充血性或具有内生热一类的温热疗法。

3. 镇静安眠

可选用静电疗法、电睡眠疗法、全身性磁疗法、镇静性水疗法、电离空

4. 兴奋

针对神经麻痹和肌肉萎缩，主要应用低频或低调、中频电疗法，并配合热疗法。对周围性运动神经麻痹，应用电体操疗法、干扰电疗法、间动电疗法等。对局部感觉障碍，选用感应电疗法、达松伐电疗法、电刺激疗法等。

5. 缓解痉挛

可选用短波疗法、微波疗法、超短波疗法、超声波疗法、红外线疗法、磁疗法、蜡疗法以及其他传导热疗法。

6. 松解粘连、软化瘢痕

可选用等幅中频正弦电疗法、超声波疗法、直流电-泥疗法等。

7. 脱敏

可选用紫外线疗法和离子导入疗法等。

8. 杀菌

可选用紫外线、激光等疗法。

9. 治癌

实验证明，在45 ℃以上温度，癌细胞可被杀死，或者呈现对放射线的敏感性增强，因而应用射频电疗等方法治癌取得一定效果，尤其在配合应用放射线治疗上获得显著疗效。

10. 其他

解热作用，如凉水浴和短时间的湿布包裹法；发汗作用，如温、热水浴、温泉浴和长时间的湿布包裹法。

（三）康复

物理疗法在病后恢复和伤残者功能重建中具有重要的实用价值。在病后，物理因素可以增进食欲，促进体力恢复，如紫外线疗法、水疗法、温泉疗法、日光浴疗法等。对伤残者功能恢复，如电疗、光疗、水疗、体育疗法均可广泛应用，能提高劳动能力和降低致残率。

二、理疗注意事项

（一）理疗方法的综合应用

为了提高疗效和缩短病程，对同一患者或同一疾病，有目的地采用两种以上的理疗方法。

1. 复合疗法

复合疗法即同时在同一患者或同一部位，进行两种以上的理疗方法。如直流电药物离子导入疗法，是直流电加药物；电水浴药物离子导入疗法，是直流电加水温与药物；高频-直流电药物导入疗法，是中波或短波加直流电与药物；电泥疗法，是中波或直流电加泥疗；超声-间动电疗法，是超声加间动电疗法。此外药浴疗法、紫外线红外线疗法、水疗法、体育疗法等均属此类。

2. 联合疗法

先后连续应用两种以上的理疗方法，如先在局部热疗或可见光疗，继之进行按摩疗法。水疗或温泉浴后，再照射紫外线。局部蜡疗或红外线疗法后，做离子导入疗法等。

3. 交替联合疗法

是两疗法间隔时间较长的联合作用，也即是交替应用。如射频疗法与放射治疗的交替应用等。两种以上理疗方法之目的，是利用物理因素的协同或相加作用以增强疗效。但要注意，如使用不当，也可互相削减或产生拮抗作用。因此不可盲目综合或应用种类过多。一般运用不超过 3 种。

（二）加剧反应的发生和处理

在水浴、矿泉、紫外线及某些电疗过程中，有时可出现症状、体征恶化现象。这种加剧反应一般不需特殊处理，多在理疗进行中自然消退。局部加剧反应是病灶反应，如治疗局部的关节肿胀增重，疼痛加剧等，一般理疗 3~5 次后迅速好转。如持续 1 周以上，或症状进一步加重，则宜减少剂量，延长时间，或停止理疗。待反应消退后，再从小剂量开始或改变理疗种类。全身加剧反应，如在理疗后出现全身倦怠、失眠、食欲减退等，持续不见好转，应停止数日，从小剂量开始，或更换其他理疗方法。

三、理疗的适应证和禁忌证

（一）适应证

应选择适当的理疗方法，针对治疗某种病证。理疗适用范围包括：

1. 各种炎症

急性、亚急性、慢性化脓性和非化脓性炎症。

2. 神经系统疾病

中枢神经系统兴奋、抑制过程不平衡诸病，植物神经失调，末梢神经系统疾病等。

3. 心血管系统疾病

高血压病、冠心病、脑血管病及其后遗症、周围血管性疾病。

4. 骨伤科疾病

如损伤、感染、粘连、溃疡以及佝偻病、软骨病等。

5. 其他

皮肤病及五官科、口腔科其他疗法无显效的疾病，多数为理疗的适应证。

(二) 禁忌证

严重的心脏病、动脉硬化、有出血倾向、恶病质及可刺激肿瘤细胞生长的物理因素，均属禁用范围。此外，高热、败血症、活动性肺结核、局部急性皮炎、感觉障碍、动脉瘤等，也多不适合进行理疗。

参考文献

[1] 岑泽波. 中医伤科学 [M]. 上海：上海科学技术出版社, 1985.

[2] 俞大方. 推拿学 [M]. 上海：上海科学技术出版社, 1985.

[3] 郭世绂. 临床骨科解剖学 [M]. 天津：天津科学技术出版社, 1988.

[4] 蒋位庄, 王和鸣. 中医骨病学 [M]. 北京：人民卫生出版社, 1990.

[5] 孙树椿, 孙立镐. 中医筋伤学 [M]. 北京：人民卫生出版社, 1990.

[6] 王和鸣. 中国骨伤科学 [M]. 南宁：广西科学技术出版社, 1998.

[7] 孟和, 顾志华. 骨科生物力学 [M]. 北京：人民卫生出版社, 1991.

[8] 邵宣, 许竞斌. 实用颈腰背痛学 [M]. 北京：人民军医出版社, 1992.

[9] 韦绪性. 中医痛证诊疗大全 [M]. 北京：中国中医药出版社, 1992.